～エビデンスと麻酔科医の本音に基づいた～

術式対応 "わがまま" 術後鎮痛マニュアル

［監修］**山蔭 道明**
札幌医科大学教授

［編集］**新山 幸俊**
札幌医科大学准教授

克誠堂出版

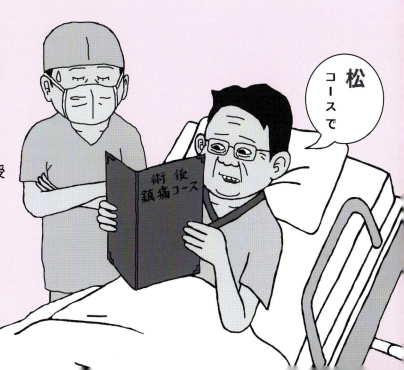

■ 執筆者一覧 (執筆順)

溝田　敏幸		京都大学医学部附属病院麻酔科
西野　彩子		京都大学医学部附属病院麻酔科
櫻井　静佳		徳島大学病院麻酔科
角田　奈美		徳島大学病院麻酔科
笠井　飛鳥		徳島大学病院麻酔科
田中　克哉		徳島大学病院麻酔科
堤　　保夫		徳島大学病院麻酔科
田口　志麻		広島大学病院麻酔科
濱田　　宏		広島大学病院麻酔科
谷西　秀紀		岡山大学大学院医歯薬学総合研究科麻酔・蘇生学講座
新山　幸俊		札幌医科大学医学部麻酔科学講座
金谷　明浩		東北大学医学部麻酔科学・周術期医学分野
山内　正憲		東北大学医学部麻酔科学・周術期医学分野
西池　　聡		釧路三慈会病院ペインクリニック外科・麻酔科
瓜本　言哉		東海大学医学部付属病院外科学系麻酔科
安藤　千尋		東京医科大学麻酔科学分野
内野　博之		東京医科大学麻酔科学分野
大橋　雅彦		浜松医科大学医学部麻酔・蘇生学教室
秋永　智永子		浜松医科大学医学部麻酔・蘇生学教室
柴田　晶カール		大阪大学大学院医学系研究科麻酔集中治療医学講座
香川　哲郎		兵庫県立こども病院麻酔科
深田　智子		東京女子医科大学病院麻酔科・ペインクリニック
髙橋　正裕		姫路聖マリア病院緩和ケア内科

表紙イラスト：高張峰治

緒　言

　麻酔科医にとって麻酔管理のアウトカムは，術後の速やかな機能回復と患者満足度であり，そのために良好な術後鎮痛は必須です．そして，時間経過を逆算して考えると，術後鎮痛法の選択は，術前の麻酔計画，麻酔法の決定に直結します．

　近年，内視鏡手術が普及し，手術が低侵襲化することで，これまでの持続硬膜外麻酔一辺倒だった術後鎮痛は大きく変わりました．さらに，超音波ガイド下末梢神経ブロックやオピオイドiv-PCAの普及，アセトアミノフェン静注液の登場などにより，さまざまな術後鎮痛法を選択できる環境が整いました．しかし，選択肢が多様化する中で"個々の術式に対し，どの術後鎮痛法を選択すべきか？""使用する薬剤の濃度，投与量などをどのように選択すべきか？"そして，"それらに十分なエビデンスはあるのか？"という問題が麻酔科医を悩ませています．

　本書の目的は，個々の術式に対するもっとも望ましい術後鎮痛法を最新のエビデンスを踏まえて，具体的に呈示し，適切に選択できるよう導くものです．はじめに手術の侵襲度とその理由，障害される神経などを説明した後，術後鎮痛のストラテジーを解説し，そのうえでエビデンスに則った具体的な鎮痛法を呈示しています．投与する薬剤の濃度や投与設定，追加鎮痛薬などについても解説を加え，さらに術後鎮痛プロトコールを図示して概要を把握しやすいようにしています．

　そして，本書では"もしも，麻酔科医自身が手術を受けるとしたら，どのような術後鎮痛を希望するか？"という点についてもコメントしています．麻酔科医が患者さんに対して行う鎮痛法と，自身が希望する鎮痛法が乖離するなど，本来あってはならないことです．しかし，エビデンスで推奨されている鎮痛法は，純粋な鎮痛効果だけでなく，在院日数やコストを主要なアウトカムとして設定していることも事実です．実際に患者さんの術後の様子を見ている麻酔科医が，いざ自分が手術を受けると仮定した際にエビデンスに則った鎮痛法を呈示され，そのまま受け入れられるか？という点は非常に興味深いものです．それはひいては，麻酔科医はエビデンスに裏打ちされた術後鎮痛では，鎮痛という点のみに着目すると不十分と感じているということになります．本書でお示しするのは，麻酔科医が最高の術後鎮痛をオーダーするという，きわめて"わがまま"な内容です．それをすべての患者さんで実践することは，もしかしたら，医療者の負担が増えてしまい，困難なことなのかもしれません．しかし，その"わがまま"を突き詰めれば，患者満足度を極限まで高める術後鎮痛を実践できる可能性があります．

　こんな極端なコンセプトで本を作ることこそが"わがまま"なのかもしれません．本書の主旨をご理解いただき，魅力あふれる文章を紡いでくださった筆者の先生方に心より感謝申し上げます．また，本書が術後鎮痛法を選択する際に読者の皆さんのお役に立てることを切に願います．

2018年4月5日

札幌医科大学教授　　山蔭　道明
　　　（同）　　准教授　新山　幸俊

目　次

Chapter 1　頭頸部手術　　溝田 敏幸／西野 彩子　　1

Section 1　脳神経外科開頭術 ——————————— 2
❶痛みの性状と強さ／2　❷術後痛管理のストラテジー／2　❸鎮痛プロトコール／2
自分がこの手術を受けるなら／3

Section 2　扁桃摘出術 ————————————— 4
❶痛みの性状と強さ／4　❷術後痛管理のストラテジー／4　❸鎮痛プロトコール／4
自分がこの手術を受けるなら／5

Section 3　中耳・内耳手術 ———————————— 6
❶痛みの性状と強さ／6　❷術後痛管理のストラテジー／6　❸鎮痛プロトコール／6
自分がこの手術を受けるなら／7

Section 4　頭頸部悪性腫瘍切除術 —————————— 8
❶痛みの性状と強さ／8　❷術後痛管理のストラテジー／8　❸鎮痛プロトコール／8
自分がこの手術を受けるなら／9

Section 5　下顎骨切り術 ———————————— 10
❶痛みの性状と強さ／10　❷術後痛管理のストラテジー／10　❸鎮痛プロトコール／10
自分がこの手術を受けるなら／11

Section 6　抜　歯 —————————————— 12
❶痛みの性状と強さ／12　❷術後痛管理のストラテジー／12　❸鎮痛プロトコール／12
自分がこの手術を受けるなら／13

Chapter 2　体表手術　　櫻井 静佳　　15

Section 1　甲状腺手術 ———————— 共著者：角田 奈美 — 16
❶はじめに／16　❷術後痛管理のストラテジー／16　❸鎮痛プロトコール／16
自分がこの手術を受けるなら／17

Section 2 乳腺全摘出術 ——— 共著者：笠井 飛鳥 — 18

- ❶術後痛管理のストラテジー／18　❷術後鎮痛プロトコール／18
- 自分がこの手術を受けるなら／19

Section 3 乳腺部分切除術 ——— 共著者：笠井 飛鳥 — 20

- ❶術後痛管理のストラテジー／20　❷鎮痛プロトコール／20
- 自分がこの手術を受けるなら／21

Section 4 熱傷手術 ——— 共著者：田中 克哉 — 22

- ❶はじめに／22　❷痛みの性状と強さ／22　❸術後痛管理のストラテジー／22
- ❹鎮痛プロトコール／22　自分がこの手術を受けるなら／23

Section 5 皮膚および形成外科手術 ——— 共著者：堤 保夫 — 24

- ❶はじめに／24　❷痛みの性状と強さ／24　❸術後痛管理のストラテジー／24
- ❹鎮痛プロトコール／24　自分がこの手術を受けるなら／25

Chapter 3　胸部手術　田口 志麻／濱田 宏　27

Section 1 胸腔鏡下肺切除術，開胸肺切除術 ——— 28

- ❶はじめに／28　❷痛みの性状と強さ／28　❸術後痛管理のストラテジー／28
- ❹鎮痛プロトコール／29　自分がこの手術を受けるなら／31

Section 2 胸腔鏡下ブラ切除術 ——— 32

- ❶はじめに／32　❷痛みの性状と強さ／32　❸術後痛管理のストラテジー／32
- ❹鎮痛プロトコール／32　自分がこの手術を受けるなら／33

Section 3 縦隔腫瘍摘出術 ——— 34

- ❶はじめに／34　❷痛みの性状と強さ／34　❸術後痛管理のストラテジー／34
- ❹鎮痛プロトコール／35　自分がこの手術を受けるなら／36

Section 4 胸腔鏡補助下胸骨挙上術［Nuss法］ ——— 37

- ❶はじめに／37　❷痛みの性状と強さ／37　❸術後痛管理のストラテジー／37
- ❹鎮痛プロトコール／38　自分の子ども（12歳と仮定）がこの手術を受けるなら／39

Chapter 4　上腹部手術

谷西 秀紀　41

Section 1　胃切除術 — 42

❶痛みの性状と強さ／42　　❷術後痛管理のストラテジー／42　　❸鎮痛プロトコール／42
自分がこの手術を受けるなら／43

Section 2　食道手術 — 45

❶痛みの性状と強さ／45　　❷術後痛管理のストラテジー／45　　❸鎮痛プロトコール／45
自分がこの手術を受けるなら／46

Section 3　肝切除手術 — 48

❶痛みの性状と強さ／48　　❷術後痛管理のストラテジー／48　　❸鎮痛プロトコール／49
自分がこの手術を受けるなら／50

Section 4　腹腔鏡下胆嚢摘出術 — 51

❶痛みの性状と強さ／51　　❷術後痛管理のストラテジー／51　　❸鎮痛プロトコール／51
自分がこの手術を受けるなら／52

Section 5　膵頭十二指腸切除術 — 53

❶痛みの性状と強さ／53　　❷術後痛管理のストラテジー／53　　❸鎮痛プロトコール／53
自分がこの手術を受けるなら／54

Section 6　腹壁瘢痕ヘルニア手術 — 55

❶痛みの性状と強さ／55　　❷術後痛管理のストラテジー／55　　❸鎮痛プロトコール／55
自分がこの手術を受けるなら／56

Chapter 5　下腹部手術

新山 幸俊　57

Section 1　開腹結腸切除術〜硬膜外麻酔を施行する場合〜 — 58

❶痛みの性状と強さ／58　　❷術後痛管理のストラテジー／58　　❸鎮痛プロトコール／58
自分がこの手術を受けるなら／59

Section 2　開腹結腸切除術〜硬膜外麻酔が施行できない場合〜 — 60

❶はじめに／60　　❷術後痛管理のストラテジー／60　　❸鎮痛プロトコール／60
自分がこの手術を受けるなら／61

Section 3　腹腔鏡下結腸切除術 — 62

❶痛みの性状と強さ／62　　❷術後痛管理のストラテジー／62　　❸鎮痛プロトコール／63

自分がこの手術を受けるなら／63

Section 4　腹腔鏡下鼠径ヘルニア修復術 ———————————— 64

1痛みの性状と強さ／64　**2**術後痛管理のストラテジー／64　**3**鎮痛プロトコール／64
自分がこの手術を受けるなら／65

Section 5　試験開腹術 ———————————————————— 66

1痛みの性状と強さ／66　**2**術後痛管理のストラテジー／66　**3**鎮痛プロトコール／66
自分がこの手術を受けるなら／67

Chapter 6　上肢手術　　　　　　　　　　　　金谷 明浩／山内 正憲　69

Section 1　肩腱板断裂手術［鏡視下］ —————————————— 70

1概念／70　**2**術後痛管理のストラテジー／70　**3**鎮痛プロトコール／70
自分がこの手術を受けるなら／71

Section 2　観血的骨接合術［上腕骨骨幹部骨折］ ————————— 72

1概念／72　**2**標準的な術式と特性／72　**3**術後痛管理のストラテジー／73
4鎮痛プロトコール／73　自分がこの手術を受けるなら／73

Section 3　観血的骨接合術［上腕骨遠位部骨折，上腕骨顆状骨折］ —— 74

1概念／74　**2**フォルクマン拘縮／74　**3**術後痛管理のストラテジー／74
4鎮痛プロトコール／75　自分がこの手術を受けるなら／75

Section 4　手関節周囲の骨折観血的手術 ————————————— 76

1概念／76　**2**標準的な術式と特性／76　**3**術後痛管理のストラテジー／76
自分がこの手術を受けるなら／77

Section 5　上肢切断・離断術 —————————————————— 78

1概念／78　**2**切断術と鎮痛／78　**3**幻肢痛／78　**4**術後痛管理のストラテジー／79
5鎮痛プロトコール／79　自分がこの手術を受けるなら／79

Chapter 7　下肢手術　　　　　　　　　　　　　　　西池 聡　81

Section 1　全人工膝関節置換術〜末梢神経ブロックを施行する場合〜 —— 82

1はじめに／82　**2**術後痛管理のストラテジー／82　**3**鎮痛プロトコール／82
自分がこの手術を受けるなら／83

Section 2　全人工膝関節置換術〜膝関節局所浸潤麻酔を施行する場合〜 ── 84

❶はじめに／84　❷術後痛管理のストラテジー／84　❸鎮痛プロトコール／84
自分がこの手術を受けるなら／85

Section 3　関節鏡手術 ── 86

❶はじめに／86　❷術後痛管理のストラテジー／86　❸鎮痛プロトコール／86
自分がこの手術を受けるなら／87

Section 4　全人工股関節置換術〜末梢神経ブロックを施行する場合〜 ── 88

❶はじめに／88　❷術後痛管理のストラテジー／88　❸鎮痛プロトコール／88
自分がこの手術を受けるなら／89

Section 5　全人工股関節置換術〜末梢神経ブロックを施行しない場合〜 ── 90

❶はじめに／90　❷術後痛管理のストラテジー／90　❸鎮痛プロトコール／90
自分がこの手術を受けるなら／91

Section 6　観血的骨接合術［大腿骨］ ── 92

❶はじめに／92　❷術後痛管理のストラテジー／92　❸鎮痛プロトコール／92
自分がこの手術を受けるなら／93

Section 7　観血的骨接合術［足関節など］ ── 94

❶はじめに／94　❷術後痛管理のストラテジー／94　❸鎮痛プロトコール／94
自分がこの手術を受けるなら／95

Section 8　下肢切断術 ── 96

❶痛みの性状と強さ／96　❷術後痛管理のストラテジー／96　❸鎮痛プロトコール／96
自分がこの手術を受けるなら／97

Chapter 8　整形外科椎体手術　　瓜本 言哉　99

Section 1　骨盤骨折に対する観血的接合術：創外固定術 ── 100

❶痛みの性状と強さ／100　❷術後痛管理のストラテジー／100
❸鎮痛プロトコール／100　自分がこの手術を受けるなら／101

Section 2　骨盤骨折に対する観血的接合術：内固定術 ── 102

❶痛みの性状と強さ／102　❷アプローチ／102　❸術後痛管理のストラテジー／102
❹鎮痛プロトコール／103　自分がこの手術を受けるなら／103

Section 3　椎体固定術[側彎症を含む] ——— 104

❶痛みの性状と強さ／104　　❷術後痛管理のストラテジー／104
❸使用薬剤のストラテジー／104　　❹鎮痛プロトコール／105
自分がこの手術を受けるなら／106

Section 4　椎弓切除術および椎弓形成術 ——— 107

❶痛みの性状と強さ／107　　❷術後痛管理のストラテジー／107
❸鎮痛プロトコール／107　　自分がこの手術を受けるなら／108

Chapter 9　泌尿器科手術
安藤　千尋／内野　博之　109

Section 1　経尿道的切除[TUR]手術 ——— 110

❶はじめに／110　　❷痛みの性状と強さ／110　　❸術後痛管理のストラテジー／110
❹鎮痛プロトコール／111

Section 2　腹腔鏡下腎摘出術 ——— 112

❶はじめに／112　　❷痛みの性状と強さ／112　　❸術後痛管理のストラテジー／112
❹鎮痛プロトコール／112　　自分がこの手術を受けるなら／113

Section 3　膀胱全摘, 回腸導管手術～硬膜外麻酔を施行する場合～ ——— 114

❶はじめに／114　　❷痛みの性状と強さ／114　　❸術後痛管理のストラテジー／114
❹鎮痛プロトコール／115　　自分がこの手術を受けるなら／115

Section 4　膀胱全摘, 回腸導管手術～硬膜外麻酔を施行できない場合～ ——— 116

❶はじめに／116　　❷術後痛管理のストラテジー／116　　❸鎮痛プロトコール／116
自分がこの手術を受けるなら／117

Section 5　ロボット支援手術[前立腺摘出および腎部分切除術] ——— 118

❶はじめに／118　　❷痛みの性状と強さ／118　　❸術後痛管理のストラテジー／118
❹鎮痛プロトコール／118　　自分がこの手術を受けるなら／119

Section 6　精巣摘出術 ——— 120

❶はじめに／120　　❷痛みの性状と強さ／120　　❸術後痛管理のストラテジー／120
❹鎮痛プロトコール／120　　自分がこの手術を受けるなら／121

Chapter 10 産婦人科手術　　大橋 雅彦／秋永 智永子　123

Section 1　帝王切開術 ——————————————————— 124
❶はじめに／124　❷術後痛管理のストラテジー／124　❸鎮痛プロトコール／124
自分がこの手術を受けるなら／125

Section 2　腹式子宮全摘術 ——————————————————— 127
❶はじめに／127　❷術後痛管理のストラテジー／127　❸鎮痛プロトコール／127
自分がこの手術を受けるなら／128

Section 3　膣式子宮全摘術 ——————————————————— 129
❶はじめに／129　❷術後痛管理のストラテジー／129　❸鎮痛プロトコール／129
自分がこの手術を受けるなら／129

Section 4　付属器摘出術［開腹,腹腔鏡］ —————————————— 130
❶はじめに／130　❷術後痛管理のストラテジー／130　❸鎮痛プロトコール／130
自分がこの手術を受けるなら／131

Chapter 11 心臓血管外科手術　　柴田 晶カール　133

Section 1　心臓外科手術 ——————————————————— 134
❶痛みの性状と強さ／134　❷術後痛管理のストラテジー／134
❸鎮痛プロトコール／134　自分がこの手術を受けるなら／135

Section 2　胸部・腹部大動脈人工血管置換術［開胸・開腹術および血管内治療］ ——————————————————— 136
❶痛みの性状と強さ／136　❷術後痛管理のストラテジー／136
❸鎮痛プロトコール／136　自分がこの手術を受けるなら／138

Section 3　低侵襲心臓外科手術［MICS］ —————————————— 139
❶痛みの性状と強さ／139　❷術後痛管理のストラテジー／139
❸鎮痛プロトコール／140　自分がこの手術を受けるなら／140

Section 4　経カテーテル大動脈弁植え込み手術［TAVI］ ——————— 142
❶痛みの性状と強さ／142　❷術後痛管理のストラテジー／142
❸鎮痛プロトコール／144　自分がこの手術を受けるなら／144

Chapter 12 小児手術−1　　　香川 哲郎　145

Section 1　多指症などを含む四肢手術 ── 146
❶はじめに／146　❷術後痛管理のストラテジー／146　❸鎮痛プロトコール／146
自分の子どもがこの手術を受けるなら／147

Section 2　比較的低侵襲な体表などのその他の手術 ── 148
❶はじめに／148　❷術後痛管理のストラテジー／148　❸鎮痛プロトコール／148
自分の子どもがこの手術を受けるなら／149

Section 3　心臓手術 ── 150
❶術後痛管理のストラテジー／150　❷鎮痛プロトコール／150
自分の子どもがこの手術を受けるなら／150

Chapter 13　小児手術−2　　　深田 智子　153

Section 1　鼠径ヘルニア ── 154
❶はじめに／154　❷術後痛管理のストラテジー／154　❸鎮痛プロトコール／154
自分の子どもがこの手術を受けるなら／155

Section 2　消化管手術 ── 156
❶はじめに／156　❷術後痛管理のストラテジー／156　❸鎮痛プロトコール／156
自分の子どもがこの手術を受けるなら／157

Chapter 14　緩和医療中の患者の手術　　　髙橋 正裕　159

Section 1　オピオイド投与中患者の術後鎮痛 ── 160
❶はじめに／160　❷オピオイド鎮痛薬ごとの基本的な対応方法／160
❸オピオイド鎮痛薬を使用する原因となっている疾患に対して外科的処置を行う場合／160
❹術後鎮痛に区域麻酔を用いる場合／161　❺術後鎮痛に経静脈的PCAを用いる場合／161

索 引　163

Chapter 1

頭頸部手術

- Section 1　脳神経外科開頭術
- Section 2　扁桃摘出術
- Section 3　中耳・内耳手術
- Section 4　頭頸部悪性腫瘍切除術
- Section 5　下顎骨切り術
- Section 6　抜　歯

Section 1 脳神経外科開頭術

1 痛みの性状と強さ

開頭術の術後痛は，側頭筋や頭板状筋など頭蓋周囲の軟部組織が障害を受けることによる体性痛と考えられており，脳組織自体からは痛みは生じない．多くの場合，痛みは表在性で，拍動痛またはズキズキする痛みと表現される．開頭術の術後痛は比較的軽度と考えられているが，半数近くの患者が中等度から高度の術後痛を経験するという報告もあり[1]，患者の円滑な回復のために十分な術後痛管理が必要である．特に，若年者や，側頭下アプローチあるいは後頭下アプローチの手術では術後痛が強い[1]．

2 術後痛管理のストラテジー

術前の頭皮神経ブロック（または創部およびヘッドピン固定部への局所浸潤麻酔）と術後のアセトアミノフェン定期投与により鎮痛を図り，追加鎮痛薬として非ステロイド性抗炎症薬（nonsteroidal anti-inflammatory drugs：NSAIDs）を使用する．

開頭術の術後痛管理にオピオイドによる経静脈的患者自己調節鎮痛法（intravenous patient-controlled analgesia：iv-PCA）を用いた報告もあるが，オピオイドは過鎮静により神経学的所見がマスクされたり，呼吸抑制により高二酸化炭素血症や頭蓋内圧上昇を来したりする可能性があるため，頭皮神経ブロック，アセトアミノフェン，NSAIDsによる痛みのコントロールが困難な場合のみ使用する．

3 鎮痛プロトコール

(1) 頭皮神経ブロック 図1 図2

手術開始前に施行された頭皮神経ブロックは術後24–48時間にわたって鎮痛効果を発揮する[2]．長時間作用性の0.75％ロピバカイン（総量300 mgまで）または0.5％レボブピバカイン（総量150 mgまで）を用いて眼窩上神経，滑車上神経，耳介側頭神経，大耳介神経後枝，大後頭神経，小後頭神経，第3後頭神経をブロックする．

(2) 局所浸潤麻酔 図2

頭皮神経ブロックを施行しない場合，ヘッドピン固定部（固定前）と創部（執刀前と皮膚縫合前）への局所麻酔薬の浸潤も有用である．長時間作用性の0.75％ロピバカイン（総量300 mgまで）または0.5％レボブピバカイン（総量150 mgまで）を使用する．

(3) アセトアミノフェン 図2

視床と大脳皮質に作用して，痛覚閾値を高めることによって鎮痛作用を発揮すると考えられている．NSAIDsとは異なり，シクロオキシゲナーゼ（cyclo-

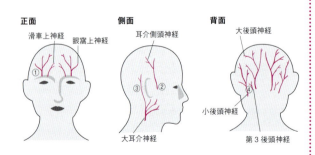

図1 頭皮神経ブロック
①眉の上縁を垂直に穿刺し，局所麻酔薬を2 ml浸潤（眼窩上神経と滑車上神経），②耳珠の前方1.5 cmのところに局所麻酔薬を5 ml浸潤（耳介側頭神経），③耳珠のレベルで耳の後方1.5 cmのところに局所麻酔薬を2 ml浸潤（大耳介神経後枝），④上項線上，外後頭突起と乳様突起の中間で局所麻酔薬を5 ml浸潤（大後頭神経，小後頭神経，第3後頭神経）

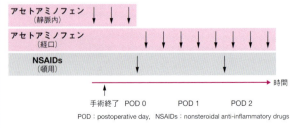

図2 脳神経外科開頭術の鎮痛プロトコール

oxygenase：COX）阻害作用はほとんどない．また，他の薬剤の鎮痛効果を底上げする作用があるため，痛みの有無にかかわらず1,000 mgを6時間おきに2-3日間定期反復投与する．体重50 kg未満の患者では1回投与量が15 mg/kg，1日投与量が60 mg/kgを超えないよう投与量を調節する．術直後は静脈内投与し，経口摂取可能となった時点で経口投与に変更する．

(4) NSAIDs

突出する痛みに対し，追加鎮痛薬として使用する．血小板凝集抑制作用を有するNSAIDsの使用は開頭手術後の血腫形成と関連するとの報告がある[3]ため，止血・凝固能異常を有する患者や抗凝固薬内服患者など血腫形成のリスクが高い症例では適用を慎重に判断すべきである．術直後の経口摂取ができない時期はフルルビプロフェン50 mgの静脈内投与を行い，経口摂取可能となった時点でロキソプロフェン60 mg，またはCOX-2選択性の高いセレコキシブ（初回のみ400 mg，以後は200 mg）の経口投与に変更する．反復投与の際は6時間以上間隔をあける．フルルビプロフェンは術後の鎮痛にしか保険適用がなく，麻酔中の投与は適用外使用となる．

(5) オピオイド

オピオイドは過鎮静，呼吸抑制などの副作用を生じうるため，頭皮神経ブロック，アセトアミノフェン，NSAIDsによる鎮痛が不十分な場合のみ使用する．オピオイド使用時は経皮的動脈血酸素飽和度と呼吸数を連続的にモニターする．オピオイドによるiv-PCAは幅広い術式で良好な鎮痛効果を発揮するが，開頭術後においては安全性が十分に検証されているとはいえないため，ルーチンでの使用は推奨されない．同じ理由でオピオイドの持続投与は推奨されない．

(6) 麻薬拮抗性鎮痛薬

頭皮神経ブロック，アセトアミノフェン，NSAIDsによる鎮痛が不十分な場合の追加鎮痛薬として，ブプレノルフィン0.2 mg（筋肉内注射）またはペンタゾシン15 mg（筋肉内または皮下注射）を用いる．オピオイドと比較して処方が簡便にできるため，使用しやすいが，オピオイドと同様に過鎮静や呼吸抑制の副作用が生じうる．使用時は，経皮的動脈血酸素飽和度と呼吸数を連続的にモニターする．

自分がこの手術を受けるなら

手術開始前に長時間作用性の局所麻酔薬による頭皮神経ブロックを施行してほしい．手術終了時から痛みの有無にかかわらず6時間ごとにアセトアミノフェンの定期投与を行い，追加鎮痛薬としてNSAIDsを使用してほしい．オピオイドは過鎮静，呼吸抑制，術後悪心・嘔吐（PONV）の副作用が心配なので，上記の方法で痛みのコントロールが困難な場合にのみ使用する方針としてほしい．

参考文献

1) Neurosurgery 1996; 38: 466-70.
2) Anesth Analg 2001; 93: 1272-6.
3) Neurosurgery 1994; 35: 1061-4.

（溝田 敏幸／西野 彩子）

Section 2 扁桃摘出術

1 痛みの性状と強さ

　扁桃摘出術は，耳鼻咽喉科において施行される頻度の高い術式の一つで，繰り返す扁桃炎，扁桃肥大による閉塞性睡眠時無呼吸，および扁桃病巣感染症（IgA腎症，掌蹠膿疱症）などの病状が主な手術適用となる．小児症例が全体の半数以上を占める．扁桃摘出術の術後痛は舌咽神経領域の痛みで，創部が開放されたままとなっているため，その痛みは強く，しばしば痛みのために日常活動への復帰が妨げられる．嚥下運動のたびに耳に放散する痛みを訴え，痛みのために経口摂取が進まず脱水になる場合もある．小児症例と比較して成人症例ではより痛みが強く，術中から術後にかけて多くの鎮痛薬が必要である．術式別に術後1日目の痛みの強さを比較したAnesthesiology誌の報告によると，扁桃摘出術の術後痛は179術式中24位[1]と頭頸部領域の手術の中で突出して強い．痛みは術後3-5日までが強く，以後は徐々に軽減していく．

2 術後痛管理のストラテジー

　術中の局所浸潤麻酔とオピオイド投与，および術後のアセトアミノフェン定期投与により鎮痛を図り，追加鎮痛薬として非ステロイド性抗炎症薬（nonsteroidal anti-inflammatory drugs：NSAIDs）を使用する．術後のオピオイド投与は呼吸抑制や低酸素血症を来す可能性があるため，アセトアミノフェン，NSAIDsによる痛みコントロールが困難な場合にのみ使用する．特に閉塞性睡眠時無呼吸を有する患者ではオピオイド感受性が増大しており，オピオイド投与により呼吸抑制を生じやすい．

　また，扁桃摘出術では術後悪心・嘔吐（postoperative nausea and vomiting：PONV）が高頻度に見られ，嚥下時の痛みとともに経口摂取再開の妨げとなる．術中のステロイド投与により，PONVの予防とともに術後痛の軽減も期待できる．

3 鎮痛プロトコール 図

(1) 局所浸潤麻酔

　出血量減少の目的も兼ねてアドレナリン添加1％リドカイン（片側あたり3-10 ml，リドカインの総量7 mg/kgまで）の局所浸潤麻酔を行うことで術後早期の痛みが軽減する．

(2) ステロイド

　全身麻酔導入後にデキサメタゾン8 mg（小児では0.15 mg/kg）を静脈内投与する．扁桃摘出術中のステロイド投与はPONVの予防，経口摂取までの時間の短縮，術後痛の軽減に有効であることが示されており[2]，扁桃摘出術の診療ガイドラインでも使用が推奨されている．

(3) オピオイド

　手術中にフェンタニル1-2 µg/kgの静脈内投与を行うことで術直後の鎮痛を図る．閉塞性睡眠時無呼吸を有する患者ではオピオイド感受性が増大しているため減量投与する．術後のオピオイド投与は過鎮静や呼吸抑制などの副作用を生じうるため，アセトアミノフェン，NSAIDsによる鎮痛が不十分な場合にのみ使用する．オピオイド使用時は経皮的動脈血酸素飽和度と呼吸数を連続的にモニターする．

局所浸潤麻酔
アドレナリン添加1％リドカインを片側あたり3-10 ml浸潤する

フェンタニル
術中に1-2 µg/kgを静脈内投与する

デキサメタゾン
全身麻酔導入後に8 mg（小児では0.15 mg/kg）を静脈内投与する

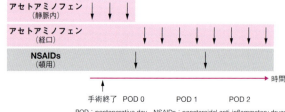

図　扁桃摘出術の鎮痛プロトコール

(4) アセトアミノフェン

〔薬理作用については"脳神経外科開頭術 ❸鎮痛プロトコール (3)アセトアミノフェン"の項 (p.2) 参照〕

他の薬剤の鎮痛効果を底上げする作用があるため，痛みの有無にかかわらず1,000 mgを6時間おきに2-3日間定期反復投与する．体重50 kg未満の患者では1回投与量が15 mg/kg，1日投与量が60 mg/kg（2歳未満では1回投与量7.5 mg/kg，1日投与量30 mg/kg）を超えないよう投与量を調節する．術直後は静脈内投与し，経口可能となった時点で経口投与に変更する．

(5) NSAIDs

突出する痛みに対し，追加鎮痛薬として使用する．術直後の経口摂取ができない時期はフルルビプロフェン50 mgの静脈内投与を行い，経口摂取可能となった時点でロキソプロフェン60 mgまたはシクロオキシゲナーゼ（COX)-2選択性の高いセレコキシブ（初回のみ400 mg，以後は200 mg）の経口投与に変更する．反復投与の際は6時間以上間隔をあける．フルルビプロフェンは術後の鎮痛にしか保険適用がなく，麻酔中の投与は適用外使用となる．小児では，フルルビプロフェン1 mg/kgの静脈内投与（反復投与の際は間隔を6時間以上あける）またはイブプロフェン5 mg/kgの経口投与（反復投与の際は間隔を8時間以上あける）を行う．1歳未満の小児に対するNSAIDs投与は避ける．

NSAIDsは扁桃摘出術の術後鎮痛に広く用いられる一方で，血小板凝集抑制作用による術後出血の増加が懸念されてきた．しかし，近年のシステマティックレビューではNSAIDs使用による術後出血の有意な増加は見られず，むしろNSAIDs使用群で有意なPONVの減少が認められた[3]．NSAIDsは扁桃摘出術の術後痛に対する有用な鎮痛薬の一つと考えられる．

(6) 麻薬拮抗性鎮痛薬

アセトアミノフェンやNSAIDsによる鎮痛が不十分な場合の追加鎮痛薬として，ブプレノルフィン0.2 mg（筋肉内注射）またはペンタゾシン15 mg（筋肉内または皮下注射）を用いる．

〔処方にあたっての注意事項は"脳神経外科開頭術 ❸鎮痛プロトコール (6)麻薬拮抗性鎮痛薬"の項 (p.3) 参照〕

自分がこの手術を受けるなら

術中に局所麻酔薬の浸潤とデキサメタゾンおよびフェンタニルの静脈内投与を行い，さらに手術終了時から6時間ごとにアセトアミノフェンの定期投与を行ってほしい．痛みのコントロール困難な場合の追加鎮痛薬としてNSAIDsを使用してほしい．オピオイドはPONVや呼吸抑制などの副作用が心配なので，よほど痛みが強くないかぎり投与を希望しない．

参考文献

1) Anesthesiology 2013; 118: 934-44.
2) Otolaryngol Head Neck Surg 2011; 144: S1-30.
3) Cochrane Database Syst Rev 2013; (7): CD003591.

（溝田 敏幸／西野 彩子）

Section 3 中耳・内耳手術

1 痛みの性状と強さ

慢性中耳炎に対する鼓室形成術，耳硬化症に対するアブミ骨手術，感音難聴に対する人工内耳手術などが含まれる．小児症例も多い．

中等度以上の痛みを訴える患者の割合は手術当日から翌日で1～2割で，術後2日目以降は1割未満になる．術式別に術後1日目の痛みの強さを比較したAnesthesiology誌の報告では中耳・内耳手術の術後痛の強さは179術式中155位とされており[1]，術後痛は比較的弱い．

2 術後痛管理のストラテジー

中耳・内耳手術は術後痛が比較的弱いとされているが，その一方で術後悪心・嘔吐（postoperative nausea and vomiting：PONV）が強く，中耳手術の術後の回復を妨げる最大の要因となる[2]．術後，患者の円滑な回復のためには，オピオイド使用を極力控えるなどPONV予防に重点を置いた周術期管理が重要と考えられる．術中に局所浸潤麻酔とアセトアミノフェンの静脈内投与を行うことで術直後の鎮痛を図り，術後は痛みを訴えたときにアセトアミノフェンまたは非ステロイド性抗炎症薬（nonsteroidal anti-inflammatory drugs：NSAIDs）を使用する．オピオイドはPONVを引き起こす可能性があるため，使用はアセトアミノフェンとNSAIDsで痛みコントロールが困難な場合のみにとどめる．PONVのリスクが高いと予想される患者（女性，非喫煙者，PONVや動揺病の既往がある患者）では，予防的制吐薬として手術終了時にドロペリドール（0.625～1.25 mg）を静脈内投与する．

3 鎮痛プロトコール 図

(1) 局所浸潤麻酔

出血量減少の目的も兼ねてアドレナリン添加2％リドカイン（リドカインの総量7 mg/kgまで）の局所浸潤麻酔を行うことで術後早期の痛みスコアが軽減する[3]．

(2) アセトアミノフェン

〔薬理作用については"脳神経外科開頭術 3 鎮痛プロトコール(3)アセトアミノフェン"の項（p.2）参照〕

手術中に1,000 mg（体重50 kg未満の患者では15 mg/kg，2歳未満では7.5 mg/kg）を静脈内投与することで術直後の鎮痛を図る．術後は痛みが出たときに1,000 mg（体重50 kg未満の患者では15 mg/kg，2歳未満では7.5 mg/kg）を経口投与する（経口摂取ができない場合は静脈内投与）．投与間隔は4時間以上あけ，1日投与量の上限を4,000 mg（体重50 kg未満の患者では60 mg/kg，2歳未満では30 mg/kg）とする．

(3) NSAIDs

突出する痛みに対し，追加鎮痛薬として使用する．術直後の経口摂取ができない時期はフルルビプロフェン50 mgの静脈内投与を行い，経口摂取可能となった時点でロキソプロフェン60 mgまたはシクロオキシゲナーゼ（COX）-2選択性の高いセレコキシブ（初回のみ400 mg，以後は200 mg）の経口投与に変更する．反復投与の際は6時間以上間隔をあける．フルルビプロフェンは術後の鎮痛にしか保険適用がなく，麻酔中の投与は適用外使用となる．小児では，フルルビプロフェン1 mg/kgの静脈内投与（反復投与の際は間隔を6時間以上あける）またはイブプロフェン

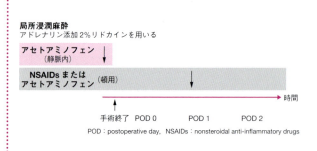

図 中耳・内耳手術の鎮痛プロトコール

5 mg/kgの経口投与（反復投与の際は間隔を8時間以上あける）を行う．1歳未満の小児に対するNSAIDs投与は避ける．

(4) オピオイド

中耳・内耳手術の術後痛は比較的弱く，またオピオイドはPONVの誘因になるだけでなく過鎮静，呼吸抑制も来しうるため，オピオイドの使用はアセトアミノフェンおよびNSAIDsによる鎮痛が不十分な場合のみにとどめる．使用時は，経皮的動脈血酸素飽和度と呼吸数を連続的にモニターする．

(5) 麻薬拮抗性鎮痛薬

アセトアミノフェンやNSAIDsによる鎮痛が不十分な場合の追加鎮痛薬として，ブプレノルフィン0.2 mg（筋肉内注射）またはペンタゾシン15 mg（筋肉内または皮下注射）を用いる．オピオイドと比較して処方が簡便にできるため使用しやすいが，オピオイドと同様，PONV，過鎮静，呼吸抑制の副作用が生じうる．使用時は，経皮的動脈血酸素飽和度と呼吸数を連続的にモニターする．

自分がこの手術を受けるなら

術中に局所麻酔薬の浸潤を十分に行い，アセトアミノフェンの静脈内投与を行ってほしい．痛みが出たらまずはアセトアミノフェンを試し，痛みコントロール困難な場合にNSAIDsを使用してほしい．オピオイドはPONVの副作用が心配なので，よほど痛みが強くないかぎりは投与を希望しない．

参考文献

1) Anesthesiology 2013; 118: 934-44.
2) Arch Otolaryngol Head Neck Surg 2000; 126: 1345-8.
3) Indian J Otolaryngol Head Neck Surg 2012; 64: 333-7.

（溝田 敏幸／西野 彩子）

Section 4 頭頸部悪性腫瘍切除術

1 痛みの性状と強さ

　頭頸部がんの切除手術では，腫瘍の切除部位に加えて頸部郭清部位，さらに再建を伴う場合は皮弁採取部位（胸部，背部，腹部，四肢など）と手術創が広範囲にわたる．痛みは術直後1-2時間がもっとも強く，以後48-72時間で徐々に軽減していく[1]．術後72時間以降に痛みが再燃する場合は膿瘍形成など局所合併症の可能性を考慮すべきである．

　頸部郭清後は頸部や肩の痛みが生じることが多い．肩の痛みが生じる原因は十分には解明されていないが，脊髄神経や頸神経叢の障害が関与しているのではないかといわれている[2]．

　皮弁の採取部位は胸部，腹部，背部，四肢と多岐にわたる．大胸筋皮弁採取部位の痛みは，安静時は中等度であるが同側上肢の外転や外旋により増悪する．広背筋皮弁や肩甲骨皮弁の採取部位の痛みは，肩や背中の運動により増悪する．前腕皮弁採取では筋膜面が温存されるため痛みは中等度である．腓骨皮弁や前外側大腿皮弁の採取部位の痛みは，筋の切離や浮腫による組織内圧上昇が原因と考えられている．腹直筋皮弁や遊離腸管移植後の痛みは，腹部に力を入れたときに増悪する．

2 術後痛管理のストラテジー

　手術創が広範囲にわたるため，鎮痛薬の全身投与が必要となる．オピオイドによる経静脈的患者自己調節鎮痛法（intravenous patient-controlled analgesia：iv-PCA）を中心に，アセトアミノフェンの定期投与と追加鎮痛薬としての非ステロイド性抗炎症薬（non-steroidal anti-inflammatory drugs：NSAIDs）を併用する．

　術後，頸部の安静を図る目的で集中治療室に入室し，鎮静管理する場合もある．その場合は人工呼吸中および離脱後の鎮静にデクスメデトミジンを使用する．

3 鎮痛プロトコール 図

(1) 局所浸潤麻酔

　筋膜面の広範囲な剥離を伴う皮弁（大胸筋皮弁，広背筋皮弁，下腿の皮弁）では，皮弁採取部位に局所麻酔薬の浸潤を行う．長時間作用性の0.75％ロピバカイン（総量300 mgまで）または0.5％レボブピバカイン（総量150 mgまで）を用いる．

(2) オピオイド

【フェンタニル（静脈内持続投与）】

❶ 薬液内容：フェンタニル1,000 μg（20 ml）＋ドロペリドール2.5 mg（1 ml）＋生理食塩液29 ml，計50 ml（フェンタニル20 μg/ml）．

❷ 投与設定：持続投与：1 ml/hr．

【フェンタニル（iv-PCA）】

❶ 薬液内容：フェンタニル2,000 μg（40 ml）＋ドロペリドール5 mg（2 ml）＋生理食塩液58 ml，計

皮弁採取部位への局所浸潤麻酔
0.75％ロピバカイン（総量300 mgまで）または0.5％レボブピバカイン（総量150 mgまで）を用いる

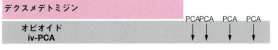

デクスメデトミジン				
オピオイド iv-PCA		PCA PCA	PCA	PCA

フェンタニル
(1) 持続投与
　　投与薬液：フェンタニル1,000 μg（20 ml）＋ドロペリドール2.5 mg（1 ml）＋生理食塩液29 ml（計50ml）
　　投与設定：1 ml/hr
(2) iv-PCA
　　投与薬液：フェンタニル2,000 μg（40 ml）＋ドロペリドール5 mg（2 ml）＋生理食塩液58 ml（計100 ml）
　　投与設定：持続投与：1 ml/hr，ボーラス投与：1 ml，ロックアウト時間：10-15分

モルヒネ
iv-PCA
　　投与薬液：モルヒネ50 mg（5 ml）＋ドロペリドール2.5 mg（1 ml）＋生理食塩液44 ml（計50 ml）
　　投与設定：持続投与：なし，ボーラス投与：1 ml，ロックアウト時間：10-15分

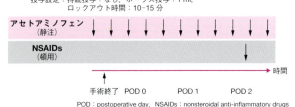

POD：postoperative day，NSAIDs：nonsteroidal anti-inflammatory drugs

図　頭頸部悪性腫瘍切除術の鎮痛プロトコール

100 ml（フェンタニル20 µg/ml）．
❷ **投与設定**：持続投与：1 ml/hr，ボーラス投与：1 ml，ロックアウト時間：10-15分．

【モルヒネ（iv-PCA）】
❶ **薬液内容**：モルヒネ50 mg（5 ml）＋ドロペリドール2.5 mg（1 ml）＋生理食塩液44 ml，計50 ml（モルヒネ1 mg/ml）．
❷ **投与設定**：持続投与：なし，ボーラス投与：1 ml，ロックアウト時間：10-15分．

(3) デクスメデトミジン

遊離皮弁を用いた再建手術後は創部の安静を図る目的で術後，集中治療室に入室し，鎮静を行う場合がある．その場合は，人工呼吸中および離脱後の鎮静にデクスメデトミジンを使用することでオピオイド必要量の減少が期待できる[3]．

❶ **薬液内容**：デクスメデトミジン200 µg（2 ml）＋生理食塩液48 ml，計50 ml（デクスメデトミジン4 µg/ml）．
❷ **投与設定**：持続投与：3-10 ml/hr（0.7 µg/kg/hrを上限とする）．

(4) アセトアミノフェン

〔薬理作用については"脳神経外科開頭術 ❸鎮痛プロトコール(3)アセトアミノフェン"の項（p.2）参照〕

他の薬剤の鎮痛効果を底上げする作用があるため，痛みの有無にかかわらず1,000 mgを6時間おきに2-3日間定期反復投与（静脈内投与）する．体重50 kg未満の患者では1回投与量が15 mg/kg，1日投与量が60 mg/kgを超えないよう投与量を調節する．

(5) NSAIDs

突出する痛みに対し，追加鎮痛薬としてフルルビプロフェン50 mgの静脈内投与を行う．反復投与の際は6時間以上間隔をあける．フルルビプロフェンは術後の鎮痛にしか保険適用がなく，麻酔中の投与は適用外使用となる．経口摂取または経腸栄養チューブからの薬剤投与が可能となったら，シクロオキシゲナーゼ（COX）-2選択性の高いNSAIDs（セレコキシブを初回のみ400 mg，以後は200 mg）も使用可能となる．

(6) 非薬物療法

頸部郭清後の肩の痛みや皮弁採取部位の痛みに対しては，早期の理学療法により痛みの軽減と運動機能障害の予防を図る．腹直筋皮弁や遊離腸管移植後は腹部サポートベルト着用により痛みの軽減を図る．

自分がこの手術を受けるなら

手術当日は集中治療室に入り，デクスメデトミジン併用下にオピオイドのタイトレーションを行ってほしい．手術翌日以降はオピオイドiv-PCAとアセトアミノフェンの定期投与を中心に鎮痛を図り，痛みコントロール困難な場合の追加鎮痛薬としてNSAIDsを使用してほしい．

参考文献

1) Arch Otolaryngol Head Neck Surg 1998; 124: 794-8.
2) Eur Ann Otorhinolaryngol Head Neck Dis 2014; 131: 249-52.
3) Br J Anaesth 2001; 87: 684-90.

（溝田 敏幸／西野 彩子）

Section 5 下顎骨切り術

1 痛みの性状と強さ

顎顔面の形態異常と不正咬合を有する顎変形症患者を対象とする顎矯正手術で，顎顔面形態の審美的改善，正常な咬合関係の確立，咀嚼・発音など顎口腔機能の回復，さらには精神心理学的障害の原因を排除することにより，社会適応性の向上を目的とする．

下顎骨切り術の術後は約8割の患者が中等度ないし高度の痛みを経験するといわれている[1]．また，上顎骨切り術を加える場合もあり，その場合はさらに強い術後痛が生じる．切開創の痛みに加え，術野での炎症，顎骨の移動に伴う軟部組織の伸展，舌神経・上歯槽神経・下歯槽神経の障害などが複合的に関与して術後痛を生じる．痛みは手術当日から術後第1日がもっとも強く，3-4日以内に軽減する．

2 術後痛管理のストラテジー

浮腫軽減目的を兼ねてステロイドの定期投与と局所冷却を行う．アセトアミノフェンの定期投与を行い，さらに追加鎮痛薬として非ステロイド性抗炎症薬 (nonsteroidal anti-inflammatory drugs：NSAIDs) を用いる．オピオイドは強い鎮痛効果を有するが，特に顎間固定を行っている症例では，副作用の呼吸抑制や嘔吐を生じた際に気道確保が困難となるため，オピオイド使用はアセトアミノフェンとNSAIDsで鎮痛効果が不十分な場合のみにとどめる．術後悪心・嘔吐 (postoperative nausea and vomiting：PONV) のリスクが高いと予想される患者（女性，非喫煙者，PONVや動揺病の既往がある患者）では，予防的制吐薬として手術終了時にドロペリドール (0.625-1.25 mg) を静脈内投与する．

3 鎮痛プロトコール 図

(1) ステロイド

周術期のステロイド投与は術後の浮腫および術後痛を軽減する[2]．さまざまな投与プロトコールが報告されているが，われわれの施設ではベタメタゾン2 mgを12時間おきに2日間静脈内投与している．

(2) 局所冷却

術後の浮腫と痛みを抑制する目的で局所冷却が広く行われている．術直後から2-3日間にわたり，顔面の下2/3を氷や循環水を用いて冷却する．

(3) アセトアミノフェン

〔薬理作用については"脳神経外科開頭術 3 鎮痛プロトコール (3) アセトアミノフェン"の項 (p.2) 参照〕

他の薬剤の鎮痛効果を底上げする作用があるため，痛みの有無にかかわらず1,000 mgを6時間おきに2-3日間定期反復投与（静脈内投与）する．体重50 kg未満の患者では1回投与量が15 mg/kg，1日投与量が60 mg/kgを超えないよう投与量を調節する．

(4) NSAIDs

突出する痛みに対し，追加鎮痛薬としてフルルビプロフェン50 mgの静脈内投与を行う．反復投与の際は6時間以上間隔をあける．フルルビプロフェンは術後の鎮痛にしか保険適用がなく，麻酔中の投与は適用外使用となる．経口摂取または経腸栄養チューブからの薬剤投与が可能となったら，シクロオキシゲナーゼ (COX)-2選択性の高いNSAIDs（セレコキシブを初回のみ400 mg，以後は200 mg）も使用可能となる．

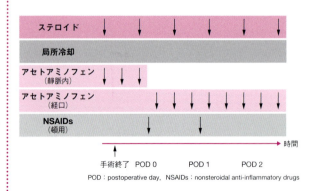

図 下顎骨切り術の鎮痛プロトコール

⑸ オピオイド

オピオイドの副作用として呼吸抑制やPONVがよく知られているが,特に顎間固定を行っている症例では呼吸抑制や嘔吐を生じた際に気道確保が困難である.下顎骨切り術においてもオピオイドによる経静脈的患者自己調節鎮痛法(intravenous patient-controlled analgesia:iv-PCA)の使用が報告されている[3]が,少数症例の報告のみで安全性が十分に確立されているとはいえないため,ルーチンでの使用は推奨されない.オピオイドの使用は,アセトアミノフェンやNSAIDsによる痛みコントロールが不十分な場合のみにとどめ,投与後は経皮的動脈血酸素飽和度と呼吸数を連続的にモニターする.

⑹ 麻薬拮抗性鎮痛薬

アセトアミノフェンやNSAIDsによる鎮痛が不十分な場合の追加鎮痛薬として,ブプレノルフィン0.2 mg(筋肉内注射)またはペンタゾシン15 mg(筋肉内または皮下注射)を用いる.オピオイドと比較して処方が簡便にできるため使用しやすいが,オピオイドと同様,PONV,過鎮静,呼吸抑制の副作用が生じうる.使用時は,経皮的動脈血酸素飽和度と呼吸数を連続的にモニターする.

自分がこの手術を受けるなら

創部の腫脹を抑えるため,ステロイドの定期投与と局所の冷却を行ってほしい.アセトアミノフェンの定期投与を行い,追加鎮痛薬としてNSAIDsを使用してほしい.オピオイドは呼吸抑制やPONVなどの副作用が心配なので,アセトアミノフェンとNSAIDsで痛みコントロールが困難な場合に少量ずつ使用する方針としてほしい.

参考文献

1) Br J Oral Maxillofac Surg 2000; 38: 588-92.
2) J Oral Maxillofac Surg 2010; 68: 2207-20.
3) J Oral Maxillofac Surg 1997; 55: 33-9.

(溝田 敏幸/西野 彩子)

Section 6 抜歯

1 痛みの性状と強さ

　抜歯手術の多くは局所麻酔下に施行され，全身麻酔下に行われる抜歯手術は骨切除や歯冠分割を伴う埋伏智歯抜歯，複数の智歯抜歯など比較的侵襲の大きい処置を伴うものが多い．智歯抜歯，特に下顎の埋伏智歯抜歯は骨切除や歯冠分割などの処置が必要となることが多く，術後の痛みも強い場合が多い．抜歯後の痛みは手術当日から翌日がもっとも強く，それ以降は徐々に軽減する[1]．抜歯後の強い痛みは摂食障害や発語障害の原因となることもあるため，十分な術後痛管理が必要である．

2 術後痛管理のストラテジー

　術中に局所浸潤麻酔とアセトアミノフェン投与を行うことで術直後の鎮痛を図る．術後は痛みが出たときにアセトアミノフェンまたは非ステロイド性抗炎症薬（nonsteroidal anti-inflammatory drugs：NSAIDs）を使用する．

　骨切除や歯冠分割を伴う埋伏智歯抜歯など，強い術後痛が予想される症例では神経ブロック（下顎孔伝達麻酔，眼窩下孔伝達麻酔）や術後にトラマドール塩酸塩/アセトアミノフェン配合剤（tramadol hydrochloride/acetaminophen combination tablet：TA）の使用を考慮する．ただし，長時間作用性の局所麻酔薬を用いて神経ブロックを施行した場合は術後の禁飲食時間を長くとる必要がある点や，TAは弱オピオイドであるトラマドールを含むため術後悪心・嘔吐（postoperative nausea and vomiting：PONV），便秘，眠気，めまいなどの副作用を生じやすい点について，患者に十分な説明が必要である．

3 鎮痛プロトコール 図

(1) 局所浸潤麻酔

　局所浸潤麻酔には，1/80,000アドレナリン添加2%リドカイン0.3-1.0 ml（リドカイン塩酸塩として6-20 mg）を使用する．麻酔効果は約2時間持続する．

(2) 神経ブロック

　下顎智歯抜歯に対しては下顎孔伝達麻酔，上顎智歯抜歯に対しては眼窩下孔伝達麻酔が施行される．下顎孔伝達麻酔には1/80,000アドレナリン添加2%リドカイン1.0-1.5 ml（リドカイン塩酸塩として20-30 mg），眼窩下孔伝達麻酔には0.3-1.0 ml（リドカイン塩酸塩として6-20 mg）を使用する．アドレナリン添加リドカインの代わりに長時間作用性の局所麻酔薬である0.75%ロピバカインや0.5%レボブピバカインを用いて神経ブロックを行うことで，より長時間の術後鎮痛を得ることが可能である[2)3)]．神経ブロックを施行した場合，局所麻酔薬の効果が消失するまで（アドレナリン添加2%リドカインの場合は2時間程度，ロピバカインやレボブピバカインの場合は6時間程度）禁飲食とする．

(3) アセトアミノフェン

　視床と大脳皮質に作用して痛覚閾値を高めることによって鎮痛作用を発揮すると考えられている．NSAIDsとは異なりシクロオキシゲナーゼ（cyclooxygenase：COX）阻害作用はほとんどない．手術中に1,000 mg（体重50 kg未満の患者では15 mg/kg，2歳未満では7.5 mg/kg）を静脈内投与することで術直後の鎮痛を図る．術後は痛みが出たときに1,000 mg（体重50 kg未満の患者では15 mg/kg，2歳未満では7.5 mg/kg）を経口投与する（経口摂取ができない場合は静脈内投与）．投与間隔は4時間以上あけ，1日

図　抜歯の鎮痛プロトコール

POD：postoperative day，NSAIDs：nonsteroidal anti-inflammatory drugs

投与量の上限を4,000 mg（体重50 kg未満の患者では60 mg/kg，2歳未満では30 mg/kg）とする．

(4) NSAIDs

突出する痛みに対し，追加鎮痛薬として使用する．術直後の経口摂取ができない時期はフルルビプロフェン50 mgの静脈内投与を行い，経口摂取可能となった時点でロキソプロフェン60 mgまたはCOX-2選択性の高いセレコキシブ（初回のみ400 mg，以後は200 mg）の経口投与に変更する．反復投与の際は6時間以上間隔をあける．フルルビプロフェンは術後の鎮痛にしか保険適用がなく，麻酔中の投与は適用外使用となる．

小児では，フルルビプロフェン1 mg/kgの静脈内投与（反復投与の際は間隔を6時間以上あける）またはイブプロフェン5 mg/kgの経口投与（反復投与の際は間隔を8時間以上あける）を行う．1歳未満の小児に対するNSAIDs投与は避ける．

(5) TA

骨切除や歯冠分割を伴う埋伏智歯抜歯などの侵襲度の高い手術において，アセトアミノフェンやNSAIDsによる鎮痛が不十分な場合の追加鎮痛薬としてTA（トラムセット®配合錠：トラマドール塩酸塩37.5 mg・アセトアミノフェン325 mg含有）を1回2錠内服する（反復投与の際は間隔を4時間以上あけ，1日8錠までとする）．弱オピオイドであるトラマドールは，μオピオイド受容体への結合，およびシナプス終末におけるセロトニンやノルアドレナリンの再取り込み阻害を介して鎮痛作用を発現する．本薬使用時には，PONV，便秘，眠気，めまいなどの副作用に注意を要する．投与後は自動車の運転を控えるべきであること，他の鎮痛薬や催眠薬，アルコールなどとの併用により呼吸抑制など重篤な副作用の危険性があることなど，事故防止のために患者に十分な説明が必要である．重篤な呼吸抑制が生じるおそれがあるため，12歳未満の小児には使用しない．

自分がこの手術を受けるなら

術中に局所麻酔薬の浸潤を十分に行い，アセトアミノフェンの静脈内投与を行ってほしい．痛みの強い手術当日から翌日にかけては6時間ごとにアセトアミノフェンの定期投与を行い，追加鎮痛薬としてNSAIDsを使用してほしい．手術翌日以降の痛みに対しては，まずはアセトアミノフェンを試し，痛みコントロール困難な場合にNSAIDsを使用してほしい．TAはPONVの副作用が心配なので，よほど痛みが強くないかぎりは投与を希望しない．

参考文献

1) J Oral Maxillofac Surg 2009; 67: 1083-91.
2) 日歯麻会誌2012; 40: 292-7.
3) 歯薬物療2013; 32: 129-35.

（溝田 敏幸／西野 彩子）

Chapter 2

体表手術

Section 1 甲状腺手術

Section 2 乳腺全摘出術

Section 3 乳腺部分切除術

Section 4 熱傷手術

Section 5 皮膚および形成外科手術

Section 1 甲状腺手術

1 はじめに

甲状腺手術は，病状に応じて甲状腺切除（葉切除・全摘・亜全摘）が行われる．甲状腺手術後の合併症として，反回神経麻痺，副甲状腺機能低下による低カルシウム血症，術後出血などが挙げられる．反回神経麻痺による呼吸困難や術後出血による気道閉塞を認めた場合，緊急に処置が必要であり，これらの症状を患者自身が訴えられるように，手術後は意識レベルをクリアにすることが必要である．体表の手術で痛みは比較的軽度なため，基本的には術後オピオイドは使用せず，非ステロイド性抗炎症薬（nonsteroidal anti-inflammatory drugs：NSAIDs）やアセトアミノフェンを主体とする鎮痛を行う．

2 術後痛管理のストラテジー

体表の手術であり，NSAIDsやアセトアミノフェンを主体とすることが多い．鎮痛効果はオピオイドが高いが，過鎮静や呼吸抑制などを来すことがある．また，オピオイドによる術後悪心・嘔吐（postoperative nausea and vomiting：PONV）により術後の経口摂取を早期に開始できず，機能回復を遷延させたり，静脈圧を上昇させ，術後出血を増加させたりする可能性がある．全身麻酔に浅頸神経叢ブロックを併用することが術後痛管理に有用とする報告がある[1]が，浅頸神経叢ブロックは頸神経叢皮枝をブロックするため，皮膚・皮下組織の鎮痛は得られても深部組織の鎮痛は得られない．また，浅頸神経叢に注入した薬液が深頸神経叢にも広がっていたとの報告もあり[2]，反回神経麻痺や横隔神経麻痺など他の神経をブロックする可能性があるため，神経ブロックを併用した管理は行っていない．

3 鎮痛プロトコール 図

(1) NSAIDs

フルルビプロフェンアキセチル（ロピオン®）50 mgを手術終了前にゆっくり静注する．ロピオン®は呼吸抑制などの中枢性の合併症がない．腎機能低下症例では慎重投与，消化管出血の既往，アスピリン喘息には禁忌とされている．

また，ロピオン®の適用は術後と各種がんにおける鎮痛であり，術中の使用に関しては保険適用が認められていないため，使用した場合は診療報酬を請求できず，病院が負担することとなる．保険適用を考えるなら，術中は後述するアセトアミノフェンが使用しやすいであろう．

経口摂取が可能となればNSAIDsの経口薬を使用するが，術後出血に注意し，飲水開始を術後6時間後，または翌朝としているため，手術当日は経口投与できない．手術当日の鎮痛はロピオン®もしくはアセトアミノフェン（アセリオ®）を使用する．アセトアミノフェンは痛みの有無にかかわらず，定時反復投与することが推奨されているが，実際の使用頻度をみると，手術翌日までにNSAIDsまたはアセトアミノフェンのいずれかを1回使用するだけで痛みが抑えられていることが多い．痛みが増悪した際の追加鎮痛薬としての使用で十分であろう．

手術翌日からは，経口摂取が開始されるため，NSAIDsの経口投与を開始する．NSAIDsの経口投与のみでも痛みのコントロールは可能である．経口薬は，

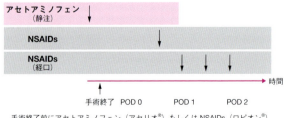

手術終了前にアセトアミノフェン（アセリオ®）もしくはNSAIDs（ロピオン®）もしくは併用
手術当日は疼痛時アセリオ®もしくはロピオン®
手術翌日からNSAIDs（ロキソニン®）の経口投与

POD：postoperative day，NSAIDs：nonsteroidal anti-inflammatory drugs

図 甲状腺手術の鎮痛プロトコール

胃腸障害の副作用が発現しにくいシクロオキシゲナーゼ（cyclooxygenase：COX）-2選択性が高い薬剤を選択する．また，COX-1とCOX-2の両方を阻害するが，プロドラッグ型であり副作用の胃腸障害が少ない，ロキソプロフェン（ロキソニン®）もよく使用される．

(2) アセトアミノフェン

体重50 kg以上の成人にはアセリオ® 1,000 mgを手術終了30分前に点滴静注する．アセトアミノフェンはNSAIDsと異なり，抗炎症作用のない解熱鎮痛薬である．胃腸障害，腎機能障害，抗血小板作用などの副作用が少ない．肝障害はアセトアミノフェンの代表的な副作用であるが，長期間大量投与を行わなければ発現頻度は低い．投与間隔は4-6時間以上とする．アセリオ®の保険適用は，"経口製剤及び坐剤の投与が困難な場合における疼痛及び発熱"となっており，術中から投与可能である．また，NSAIDsとの併用により相乗的な鎮痛効果が得られる[3]．

(3) オピオイド

フェンタニルクエン酸塩（フェンタニル）は，術中の単回使用のみとし，術後の経静脈的患者自己調節鎮痛法（intravenous patient-controlled analgesia：iv-PCA）は行わない．実際にiv-PCAによる過鎮静や重篤な呼吸抑制などを呈した経験はないが，PONVにより術後の経口摂取が阻害されることが多い．術後回復強化（enhanced recovery after surgery：ERAS）プログラムにおける術後鎮痛の基本原則は，オピオイドの使用をできるだけ少なくし，オピオイドの副作用（PONV，腸管機能抑制，呼吸抑制など）を避け，早期離床を強化することであるため，ERASを実行する意味でもオピオイドの使用は控えている．

術中にフェンタニルを使用する際は，薬物動態予測ソフトを使用し，投与量の調整を行う．フェンタニルの効果部位濃度2 ng/ml以上では鎮痛効果はあるが呼吸抑制のリスクが高く，1 ng/ml未満は鎮痛効果が不十分な可能性が高いといわれている．したがって，比較的低侵襲の本手術では，抜管時に効果部位濃度が1-1.5 ng/ml程度になるように投与する．フェンタニル単独なら重篤な呼吸抑制を来す可能性はほとんどないが，術中に使用した麻酔薬の効果が残存していたり，病棟で新たに鎮痛薬が投与されたりした場合は呼吸抑制や舌根沈下，意識レベルの低下を生じる危険性があるため注意が必要である．

また，モルヒネ塩酸塩水和物（モルヒネ）は作用時間が長く，鎮静や呼吸抑制などの重篤な合併症を生じる可能性があるため使用していない．

自分がこの手術を受けるなら

PONVを避けたいのでオピオイドは使用せず，手術終了時にNSAIDsとアセトアミノフェンの相乗効果を期待し，ロピオン®とアセリオ®をどちらも投与してほしい．帰室後の鎮痛に関しては，手術当日はロピオン®を使用してほしい．痛みを感じれば使用するので，追加鎮痛薬としての使用でよい．手術翌日からは飲水・食事摂取を開始し，ロキソニン®の経口投与に変更してほしい．

参考文献

1) Anesth Analg 2001; 92: 1538-42.
2) Br J Anaesth 2003; 91: 733-5.
3) Anesth Analg 2010; 110: 1170-9.

（角田 奈美／櫻井 静佳）

Section 2 　乳腺全摘出術

1 術後痛管理のストラテジー

かつては胸筋合併乳房切除術（乳房すべてに加えて，大胸筋と小胸筋を切除し，腋窩リンパ節と鎖骨下リンパ節を郭清）が標準的術式であった．しかし，現在ではこれらを温存する胸筋温存乳房切除術が標準となっており，必要に応じてセンチネルリンパ節生検，腋窩リンパ節郭清が追加される．術式が縮小したこともあり，一般的には手術侵襲，術後痛の程度はさほど強くないといえる．

痛みの性状としては，手術操作が内臓に及ぶことはないため，皮膚切開部位に一致した体性痛が主となる．皮膚切開部位の知覚を支配する神経としては，第2-6胸神経の前皮枝，外側皮枝が該当する．手術が腋窩部に及ぶ場合，腕神経叢の枝である内側上腕皮神経も含まれる．

術後痛の程度はそれほど強くないが，術後急性痛から慢性痛である乳房切除後疼痛症候群（postmastectomy pain syndrome：PMPS）への移行を避けることと，対象患者が女性であるため，術後悪心・嘔吐（postoperative nausea and vomiting：PONV）を予防することが重要となる．これらを考慮すると，オピオイドを大量に用いた経静脈的患者自己調節鎮痛法（intravenous patient-controlled analgesia：iv-PCA）は回避したほうがよいであろう．以上を踏まえて，術後回復強化（enhanced recovery after surgery：ERAS）プログラムに準じた，適切な術後鎮痛を行う必要がある．

2 術後鎮痛プロトコール　図

(1) 末梢神経ブロック

第2-6胸神経の前皮枝，外側皮枝領域の知覚をすべて遮断するためには，胸部傍脊椎ブロック（thoracic paravertebral block：TPVB）が適用となる．しかし，手技の難しさ，重篤な合併症（胸膜穿刺，気胸など）があること，術前に抗血栓療法が行われている場合など，実施が難しい場面もよくある．TPVBの持続投与に関しては推奨しないガイドライン[1]もあり，全身麻酔に単回投与のTPVBを併用する方法が望ましい．また，乳がん患者は乳房外側から腋窩領域にかけての術後痛を訴えることが多いため，前皮枝領域はカバーできないが，外側皮枝領域がカバーできる胸筋神経（pectoral nerves：PECS）ブロック，前鋸筋面ブロック（serratus plane block：SPB）もよい適用となる．なお，前皮枝領域には，胸横筋膜面ブロックや傍胸骨肋間神経ブロックが適用となる．前胸壁のブロックはTPVBと比べて，手技が比較的容易で安全に行える．また，穿刺部が体表から近いため，出血時の圧迫止血対応も可能である．乳がん手術における末梢神経ブロックのPONV予防効果や，急性痛だけでなく慢性痛への有効性の報告[2)-4)]もあり，適用があれば積極的に行うべきである．ブロック施行後の局所麻酔薬の血中濃度上昇による影響を考慮し，ブロックは術前に単回投与で施行する．手術時間が短く，長時間作

術前にTPVB
穿刺部位：第3-4肋間
投与薬液：0.375-0.5% ロピバカイン　20 ml

術前にPECSブロック
穿刺部位：前腋窩線レベル，第4肋骨を目安
投与薬液：0.375-0.5% ロピバカイン　30 ml

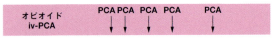

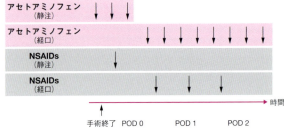

図　乳腺全摘出術の鎮痛プロトコール

用型の局所麻酔薬を使用するため，術後も有効な鎮痛が得られる．

[TPVB]

T3-4から穿刺し，0.375-0.5％ロピバカインを約20 ml投与する．

[PECSブロック]

前腋窩線レベル（エコーで小胸筋を描出する）で第4肋骨を目安に穿刺し，0.375-0.5％ロピバカインを約30 ml投与する．

[SPB]

中腋窩線レベルで第4肋骨を目安に穿刺し，0.375-0.5％ロピバカインを約30 ml投与する．

[胸横筋膜面ブロック/傍胸骨肋間神経ブロック]

0.375-0.5％ロピバカインを約20 ml投与する．

(2) 非ステロイド性抗炎症薬（nonsteroidal anti-inflammatory drugs：NSAIDs）

自制できない強い痛みに対し，追加鎮痛薬として使用する．手術直後や，PONVがあり経口投与できない時期，痛みの強い時期には効果発現の速やかな静注製剤（フルルビプロフェンアキセチル）の投与を行う．経口投与が可能となった時点で，経口製剤（ロキソプロフェンなど）に切り替える．消化性潰瘍や腎機能低下などの合併症がある場合には，シクロオキシゲナーゼ（COX）-2選択性の高いNSAIDsを使用する．

(3) アセトアミノフェン

NSAIDsと比較して鎮痛作用が弱いため，単独では使用しにくい．副作用は少なく安全性が高いが，肝機能障害には注意する．マルチモーダル鎮痛の一環として，痛みの有無にかかわらず4-6時間おきに定時反復投与を行う．経口摂取可能となるまでは静注，経口可能となった時点で経口薬に変更する．

(4) オピオイド

オピオイドは強い鎮痛作用を持つが，合併症としてPONV，鎮静，呼吸抑制，搔痒感，尿閉，便秘などが出現するため注意を要する．周術期に用いられる代表的なオピオイドとして，モルヒネとフェンタニルが挙げられる．モルヒネは単回投与後の鎮痛持続時間が長いため，術後鎮痛に用いやすいが，持続投与や反復投与による体内への蓄積が問題となる．一方，フェンタ

ニルは効果発現が早く，作用持続時間が短いため扱いやすく，麻酔管理から術後鎮痛まで広く用いられている．いずれの薬物を用いる場合も，上記合併症の出現を念頭に置き，患者の状態を考慮して投与量を決定する必要がある．

[フェンタニル（iv-PCA）]

❶ **薬液内容**：フェンタニル1,000 µg（20 ml）＋ドロペリドール2.5 mg（1 ml）＋生理食塩液29 ml，計50 ml（フェンタニル20 µg/ml）．

❷ **投与設定**：持続投与：1 ml/hr，ボーラス投与：1 ml，ロックアウト時間：10-15分．

自分がこの手術を受けるなら

末梢神経ブロックを希望する．合併症が怖いのでTPVB以外の末梢神経ブロックを行ってほしい．普段患者に行っている手技なので，どのくらいの効果があるのか自分で確かめてみたい．離床の妨げになりそうなので持続投与ではなく，単回投与で行ってほしい．乳がん術後の慢性痛の訴えを耳にしたことがあるので，積極的に鎮痛してほしい．また，自分はPONVのリスクが高そうなので，iv-PCAや術中のオピオイドの投与は控えてほしい．しかし，痛みは感じたくないので，アセトアミノフェンは術中から使用し，術後も定期的に投与してほしい．NSAIDsは手術当日は痛みの程度にあわせてフルルビプロフェンを，経口可能になった時点で点滴を抜いてロキソプロフェンの内服に変更してほしい．

参考文献

1) PROSPECT http://www.postoppain.org/
2) Reg Anesth Pain Med 2015; 40: 68-74.
3) Anesthesiology 2014; 120: 703.
4) Reg Anesth Pain Med 2015; 40: 177-8.

（笠井 飛鳥／櫻井 静佳）

Section 3 乳腺部分切除術

1 術後痛管理のストラテジー

かつて乳がんに対しては胸筋合併乳房切除術が標準的術式であった．しかし，現在は手術が縮小傾向にあり，乳房温存手術（乳腺部分切除）が約6割[1]となっており，もっともよく行われている手術である．必要に応じてセンチネルリンパ節生検や腋窩リンパ節郭清が追加される．術式の縮小に伴い，開腹手術などと比較すると，手術侵襲，術後痛の程度はさほど強くない．

痛みの性状としては，手術操作が内臓に及ぶことはないため，皮膚切開部位に一致した体性痛が主となる．がんの位置は乳房をA-Eの5つの領域に分けて表される．すべての範囲を考慮すると，皮膚切開部位の知覚を支配する神経としては，第2-6胸神経の前皮枝，外側皮枝が該当する．

術後痛の程度こそ強くないが，術後神経障害性痛である乳房切除後疼痛症候群（postmastectomy pain syndrome：PMPS）に移行して慢性化することが指摘されている．この発症や痛みの強さに，術式や術後痛の程度が関与するといわれており，術後も長期間にわたって悩まされる患者も少なくない．よって術後急性痛からPMPSへの移行を防ぐためにも，積極的な術後痛管理が必要となる．また，対象患者が女性で，術後悪心・嘔吐（postoperative nausea and vomiting：PONV）を起こしやすい点にも注意する．これを考慮すると，合併症などの影響で代替手段のない場合を除き，催吐作用が強い，オピオイドの大量投与や経静脈的患者自己調節鎮痛法（intravenous patient-controlled analgesia：iv-PCA）を含めた持続投与は回避したほうがよいであろう．術後回復強化（enhanced recovery after surgery：ERAS）プログラムにもあるように，早期の離床，経口栄養摂取を目標に，PONVの予防に努めながら，適切な術後鎮痛を行う必要がある．

以上のことから，術後痛管理方法として，末梢神経ブロックの施行，非ステロイド性抗炎症薬（nonsteroidal anti-inflammatory drugs：NSAIDs），アセトアミノフェンの使用を選択する．

2 鎮痛プロトコール 図

(1) 末梢神経ブロック

胸部傍脊椎ブロック（thoracic paravertebral block：TPVB）を行えば，前述の神経支配域はほぼすべて網羅できる．しかし，手技の難しさや重篤な合併症（胸膜穿刺，気胸など）があることから，推奨しないガイドラインもある[2]．乳がんはC領域にもっとも多く発生するため，外側皮枝領域がカバーできる胸筋神経（pectoral nerves：PECS）ブロック，前鋸筋面ブロック（serratus plane block：SPB）もよい適用となる．しかし，前皮枝領域はカバーできないため，AB領域の手術には胸横筋膜面ブロックや傍胸骨肋間神経ブロックのほうが有用である．ブロック施行後の局所麻酔薬の血中濃度上昇による影響を考慮し，ブロックは術前に施行する．手術時間が短く，長時間作用型の局所麻酔薬を使用するため，術後も有効な鎮痛が得られる．

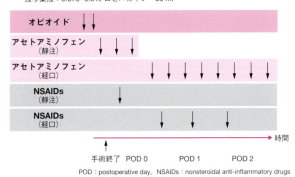

図 乳腺部分切除術の鎮痛プロトコール

[TPVB]

T3-4から穿刺し，0.375-0.5％ロピバカインを約20 ml投与する．

[PECSブロック]

前腋窩線レベル（小胸筋が描出できる）で第4肋骨を目安に穿刺し，0.375-0.5％ロピバカインを約30 ml投与する．

[SPB]

中腋窩線レベルで第4肋骨を目安に穿刺し，0.375-0.5％ロピバカインを約30 ml投与する．

[胸横筋膜面ブロック/傍胸骨肋間神経ブロック]

0.375-0.5％ロピバカインを約20 ml投与する．

(2) NSAIDs

自制できない強い痛みに対し，追加鎮痛薬として使用する．NSAIDsには解熱，鎮痛，抗炎症作用があり，術後投与に適した薬剤である．また，経口，静注，坐剤の投与経路があるため，患者の状態に合わせて投与方法を選択する．手術直後や，悪心があり経口投与できない時期，痛みの強い時期には効果発現の速やかな静脈内投与を行う．わが国で承認されている静注用のNSAIDsはフルルビプロフェンアキセチルのみであり，麻酔中の保険適用はないため術後に投与する．シクロオキシゲナーゼ（cyclooxygenase：COX)-1選択性の高いNSAIDsには胃腸・腎機能障害などの副作用が存在するため，消化性潰瘍や腎機能低下が認められる症例では使用が難しい．その場合，副作用が少ないCOX-2選択的阻害薬を使用する．しかし，わが国には経口薬しか存在しないため，経口投与可能となった時点で変更する．COX-2選択的阻害薬には心血管系合併症のリスクを増加させる可能性があり，注意を要する．

(3) アセトアミノフェン

NSAIDsと異なる作用機序での解熱・鎮痛作用を持つが，抗炎症作用は弱い．NSAIDsと比較して術後鎮痛作用は劣るが副作用は少なく，安全性が高い．痛みの有無にかかわらず4-6時間おきに定時反復投与を行う．PONVがないかぎり，ほとんどの症例で手術翌日から経口摂取可能であると考えられるので，それまでは静注，経口可能となった時点で変更する．

自分がこの手術を受けるなら

術式が乳腺部分切除術のみであるならば，術中の創部への局所浸潤麻酔や，アセトアミノフェンの投与のみでかまわない．しかし，センチネルリンパ節生検や腋窩リンパ節郭清も行う予定ならば，術後鎮痛方法として末梢神経ブロックの併用を希望する．合併症が怖いのと，痛みの程度はそれほど強くないと思われるので，TPVBよりはその他の末梢神経ブロックを行ってほしい．また自分はPONVのリスクが高そうなので，術中のオピオイドの投与は控えてほしい．痛みに弱いので，アセトアミノフェンは痛みの有無にかかわらず術後も定期的に投与してほしい．痛みがとれない場合，坐剤はできるなら避けてほしいので，フルルビプロフェンの使用を希望する．翌日以降，経口摂取が可能になってからはロキソプロフェンの内服（頓用）に変更してほしい．

参考文献

1) Breast Cancer 2015; 22: 235-44.
2) PROSPECT http://www.postoppain.org/

（笠井 飛鳥／櫻井 静佳）

Section 4 熱傷手術

1 はじめに

熱傷による痛みは個人差が大きく，コントロールに難渋するものの一つである．痛みのコントロールが不十分だと慢性痛やうつ病を増加させる[1]．術前から鎮痛管理されていることも多いため，術後も同様，またはそれ以上の鎮痛を図る必要がある．急性期は全身状態が不安定なため，鎮静下の人工呼吸管理や循環管理を行っている症例も多く，鎮静と鎮痛のバランスが重要である．人工呼吸管理されている場合は呼吸抑制を気にすることなく十分な鎮痛が図れるが，痛みの評価が困難で十分な鎮痛ができていない症例が多い[1]．鎮静，鎮痛を十分に行うことで，処置をスムーズに行うことができ，慢性痛への移行や精神的不安の除去が行える．

熱傷初期（24時間以内）には循環血漿量減少，低蛋白血症のため，蛋白結合率の高い薬剤は非結合体が増加し，分布容積が増加する[1]．熱傷部位や浮腫による体液の喪失により薬物の血中濃度が低下するため，健常人で予想される血中濃度より低い．急性期（2-6日）を過ぎると心拍出量は増加し，薬剤の必要量も増加する．全身状態を頻回に評価し，鎮痛薬の投与量を検討する必要がある．

2 痛みの性状と強さ

熱傷はⅠ度（表皮熱傷），Ⅱ度（真皮浅層，深層熱傷）Ⅲ度（全層熱傷）に分類され，Ⅲ度熱傷は神経線維終末が破壊される．痛みの強さは面積に比例するが，深度には反比例して痛みを感じなくなるといわれている[1]．ただし，Ⅲ度熱傷でも部位によって深度が変わるため痛みの評価は難しい．痛みは生理的，心理的，環境によっても影響を受け，個々で痛みの程度は違い，臨床で評価しているよりも強い痛みを感じている可能性がある．また，熱傷は術前・術後にかかわらず痛みが継続する．痛みのコントロールはその後の精神的因子にも関与し，十分に鎮痛を図ることで，うつ病などの症状を軽減できる[1]．慢性痛への移行やその他の予後にも関連するため，痛みのコントロールは重要である．

熱傷はなん度も手術を繰り返し，デブリードメントすることでⅢ度熱傷部位でも神経が露出し，痛みを感じるようになる．植皮は受傷してから比較的早い時期に行うが，損傷していない部位から植皮をするので，採皮部の痛みも出現する．採皮部は熱傷部位より強い痛みを感じやすく，術後は術前の鎮痛薬に加えて追加の鎮痛薬が必要である．

3 術後痛管理のストラテジー

オピオイドの持続投与が必要である．オピオイドの効果に関しては感受性の個人差が大きいが，大量のオピオイドが必要になることが多い．オピオイドはモルヒネ，またはフェンタニルが適当であり，アセトアミノフェンの併用も必須である．処置時は追加のボーラス投与，または非ステロイド性抗炎症薬（nonsteroidal anti-inflammatory drugs：NSAIDs），ケタミンのボーラス投与が有効である．経静脈的患者自己調節鎮痛法（intravenous patient-controlled analgesia：iv-PCA）は急性痛や処置時の疼痛に対するオピオイドの投与法として有用である[2]．鎮静下では痛みの評価が難しいため，鎮静と鎮痛のバランスを検討し，個々に合わせた鎮痛薬の投与が必要で，痛みの評価も頻回に行う必要がある．

4 鎮痛プロトコール

(1) オピオイド

熱傷では重要な鎮痛薬の一つであり，安静時に継続する痛みの軽減に適しているが，近年オピオイド耐性やオピオイドが原因の痛覚過敏が問題となっている．これらの事象には短時間作用性のオピオイドが影響しており，オピオイドスイッチをするとよい，とする報告もある．その他の副作用対策〔術後悪心・嘔吐（PONV），搔痒感，便秘）〕への対策も重要である．

個人差が大きいため，ここではあえて投与量を記載していない．個々の患者に合わせて投与することが重要である．

【モルヒネ】

熱傷での鎮痛薬として多く使用されている薬剤の一つである．皮下や筋肉内注射は吸収が不安定であり，静脈内投与のほうが適している．呼吸抑制に注意する．代謝産物が活性を有するため，腎機能が低下している場合は使用を控える．

【フェンタニル】

モルヒネよりも短時間作用で調節性が良く，使用される頻度が高い．持続投与により急速耐性と薬物蓄積を誘発することがある．使用量によっては呼吸管理が必要になることがある．鎮静されていない患者ではiv-PCAを使用することで，より良いコントロールが可能である．代謝物は活性を持たないため，腎機能が低下している症例にも，比較的安全に使用できる．

(2) ケタミン

体表面の鎮痛に適しており，熱傷ではよく使われる薬剤の一つである．処置前には1 mg/kgをボーラス投与する．呼吸抑制が少なく，気道管理されていない患者でも使用しやすい．また，オピオイドに耐性ができた場合にも鎮痛効果を発揮する．幻覚，覚醒時せん妄を起こしやすいが，プロポフォールやベンゾジアゼピンと併用することで軽減できる．鎮静作用が遷延することがあるため，十分な観察が必要である．分泌物増加にも注意する．

(3) NSAIDs

処置時や，痛み増強時のレスキューとして用いる．炎症性の痛みに対して効果が高いが，腎機能の低下や，消化性潰瘍を起こしやすいため腎機能障害のある症例では使用を控える．また，消化性潰瘍予防のため，胃炎，消化性潰瘍治療薬を併用する．抗血小板効果により潜在的に出血が増加する可能性がある．副作用が出現しない患者に対しては積極的に使用してよい薬剤の一つである．静注薬はないが副作用が少ないとされるシクロオキシゲナーゼ（COX)-2選択的阻害薬を使用するのも一つの手である．

(4) アセトアミノフェン

オピオイドと併用することで相乗効果が得られる．禁忌でないかぎり1日4回の定時反復投与が望ましく，積極的に投与したい薬剤の一つである．アセトアミノフェンはグルタチオン抱合により体外に排泄されるため，入院前にアルコールの多量摂取や，栄養不良などでグルタチオンが減少している患者では，肝毒性が起きやすい．肝障害がある場合は，アセトアミノフェンの使用には注意が必要である．N-アセチルシステイン（NAC）により肝毒性の危険性を回避できるという報告もある[3]．

(5) ベンゾジアゼピン系

鎮痛効果はないがオピオイドと併用することで，痛みに伴う不安を軽減する効果がある．ミダゾラム2-3 mgの静脈投与であれば深い鎮静状態になることは少ない．

自分がこの手術を受けるなら

広範囲熱傷であれば，まずは呼吸・循環管理を優先するが，できるだけ早期に積極的な鎮痛も行ってほしい．アセトアミノフェンの定時投与とオピオイドの持続投与を行い，iv-PCAが使える場合はiv-PCAを使用してほしい．その他のレスキューとしてNSAIDsも使用してほしい．ケタミンの効果も経験したいが，ケタミン使用下で処置する場合は，プロポフォールやベンゾジアゼピンを併用してほしい．

参考文献

1) Burns 2009; 35: 921-36.
2) Anesth Analg 2004; 99: 552-5.
3) Am J Ther 2005; 12: 133-41.

（櫻井 静佳／田中 克哉）

Section 5 皮膚および形成外科手術

1 はじめに

一口に皮膚および形成外科手術といっても，皮膚切開部位も範囲もさまざまある．痛みの種類は創部痛で，痛みの程度は切開場所と切開線の長さ，そして手術時間の影響を受ける．

2 痛みの性状と強さ

体表面の手術は皮膚切開から皮下組織の物理的損傷による障害や炎症による侵害性痛，炎症性痛が主で，術後の痛みは他の手術と比べると軽度である．かつては痛みの訴えがあったときのみ鎮痛薬を使用していたが，高齢化，合併症の増加に伴い，痛みのコントロールをしっかりすることで術後の偶発症を減らすことが可能となる．小切開の場合は術後24時間が痛みのピークであり，それを過ぎると時間とともに軽減する．

悪性腫瘍や広範囲切除に対して皮弁形成や植皮をする場合など，切開範囲が複数にわたる場合も痛みの程度に影響する．

3 術後痛管理のストラテジー

(1) マルチモーダル鎮痛

単独の鎮痛薬を使用するよりも作用機序の異なる鎮痛方法を組み合わせることで副作用を抑え，鎮痛効果を高めることができる（マルチモーダル鎮痛）．副作用を少なくするため，オピオイドは必要最低限に抑える[1]．切開線の長さ，場所を適切に判断することが良好な術後鎮痛のカギである．

(2) アセトアミノフェン，非ステロイド性抗炎症薬（nonsteroidal anti-inflammatory drugs：NSAIDs）

小切開の場合，術後鎮痛の基本は局部への局所麻酔とアセトアミノフェン，またはNSAIDsで十分と思われる．切開創が複数にわたる場合や深部への操作が加わる症例では，神経ブロック，または硬膜外麻酔を併用してもよいかもしれない．

❶ 頭部：安静時にはあまり動かす必要がない部分のため，局所麻酔とアセトアミノフェンで十分と思われる〔"Chapter 1 頭頸部手術：Section 1 脳神経外科開頭術"の項（p.2）参照〕．

❷ 顔面：安静時にも比較的動かす必要のある部位に対しては，局所麻酔とアセトアミノフェンが必要である．

❸ 前胸部，背部：体動や呼吸で動かす必要があるため局所麻酔とアセトアミノフェンの定時投与に加え，NSAIDsのレスキューが必要．

❹ 四肢：安静時には関節部以外動かす必要が少ないため痛みは強くないが，創の範囲が広かったり深部操作が加わる症例では，上肢は腕神経叢ブロック，下肢は大腿神経ブロックや坐骨神経ブロックを併用する．坐骨神経ブロックは薬剤，濃度によってはしびれが遷延するため注意が必要である．

❺ 皮弁形成：腹直筋皮弁形成時は皮弁採取部の痛みが強いので，硬膜外麻酔の使用も検討する．広背筋皮弁形成では皮弁採取部に近くなるので，硬膜外麻酔ではなく経静脈的患者自己調節鎮痛法（intravenous patient-controlled analgesia：iv-PCA）を併用したほうがよいが，術後悪心・嘔吐（postoperative nausea and vomiting：PONV）に留意する．

4 鎮痛プロトコール 図

(1) 局所麻酔

【局所浸潤麻酔】

体表面の手術で重要な鎮痛方法の一つである．執刀開始前に止血目的も含めて局所麻酔を使用することが多い．しかし，縫合に時間がかかると，術後鎮痛としての効果は短くなってしまう．手術終了前に再度，長時間作用性の局所浸潤麻酔を施行してもらうことを勧める．その際，局所麻酔の極量に注意する．ロピバカインはアドレナリンを添加しても効果時間は延長しないため，混入する必要はない[2]．

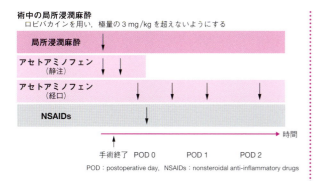

図　皮膚および形成外科手術の鎮痛プロトコール：硬膜外麻酔を施行しない場合

【神経ブロック】

切開創が大きい場合や深部に至る場合は神経ブロックを行ったほうが，その他の鎮痛薬の使用量を減量できる．上肢は腕神経叢ブロック，下肢は場所によっては大腿神経ブロック，坐骨神経ブロック，腹部であれば腹直筋鞘や腹横筋膜面ブロック，肋骨付近であれば肋間神経ブロックを施行することで，局所浸潤麻酔と比べて長い効果が期待できる．（局所麻酔薬の量は各部位の章を参照）

(2) オピオイド

1か所の短時間で終わる手術では，基本的にレミフェンタニル以外のオピオイドは必要ない．切開創が大きい場合や，深部の操作が加わり，術中にレミフェンタニルを高用量必要とする場合は，術後に向けてフェンタニルを用いるようにする．侵襲が小さい手術でiv-PCAなどを使用すると過剰鎮痛となり，副作用が出現しやすくなる．

広背筋皮弁形成時や腹直筋皮弁形成時で硬膜外麻酔ができない場合，または広範囲にわたる切開創がある場合はiv-PCAを併用する．

【フェンタニル】

❶ **薬液内容**：フェンタニル1,000 µg（20 ml）＋生理食塩液80 ml，計100 ml（フェンタニル 10 µg/ml）．

❷ **投与設定**：持続投与：2 ml/hr，ボーラス投与：2 ml，ロックアウト時間：5–15分．PONV予防でドロペリドールを上記内容に2.5 mg混合してもよい．非喫煙者で，かつ女性であれば積極的に混合すべきである．ドロペリドールを混入した場合は錐体外路症状に注意する．

(3) アセトアミノフェン

副作用も少なく，用いられるべき鎮痛薬の一つと思われる．手術当日は6時間ごとに1,000 mg（体重50 kg以上時）の投与を行うほうが鎮痛効果が高い．経口摂取も早期に再開できるので，再開とともに内服薬に変更する．

(4) NSAIDs

痛みの増強時に用いる．アセトアミノフェンの効果が不十分な場合は定時投与をNSAIDsに切り替えてもよいが，副作用の発現には注意が必要である．全身的には元気な人が多いため，坐剤は使用を好まれないことがある．

(5) 硬膜外麻酔

皮弁作製時，場所と深度によっては併用する．腹直筋皮弁であれば禁忌でないかぎり，硬膜外患者自己調節鎮痛法（patient-controlled epidural anesthesia：PCEA）を用いる．T10–12の間で穿刺し，カテーテルを3–5 cm留置する．

❶ **薬液内容**：0.2%ロピバカインあるいは0.125–0.25%レボブピバカイン＋フェンタニル1–2 µg/ml．PONV予防でドロペリドールを局所麻酔100 mlにつき2.5 mg混合してもよい（ドロペリドールの硬膜外投与に保険適用はない）．

❷ **投与設定**：持続投与：4–6 ml/hr，ボーラス投与2–3 ml，ロックアウト時間：10–30分．皮弁作製以外の手術ではリスクとベネフィットを十分に検討する必要がある．痛みが軽度の場合は運動障害や血圧低下，尿閉が前面に出て日常生活動作（ADL）の低下をもたらす可能性がある．

自分がこの手術を受けるなら

痛みはそこまで強くないと思うので，術中の鎮痛はレミフェンタニルだけで可能と思われる．手術終了に向けてアセトアミノフェンを投与し，手術終了から覚醒の間にアセトアミノフェンの効果が最大になるように投与してほしい．可能であれば創部に長時間作用性の局所麻酔薬を浸潤，または散布して閉創してほしい．

術後はアセトアミノフェンの定時投与と

NSAIDsのレスキューで鎮痛してほしい．アセトアミノフェンは，手術当日は6時間ごとに投与してほしいが，2日目以降は痛みに応じて使用してほしい．痛みがある場合はレスキューとしてNSAIDsを使用したい．内服できないときはフルルビプロフェンアキセチル，内服できるようになればロキソプロフェンナトリウム水和物，またはセレコキシブの内服を処方してほしい．坐剤までは必要ないと考える．

参考文献

1) Anesth Analg 2002; 94: 577-85.
2) Miller's anesthesia. 7th ed. Philadelphia: Elsevier Churchill Livingstone; 2010. p.1611-38.

（櫻井 静佳／堤 保夫）

Chapter 3

胸部手術

Section 1 胸腔鏡下肺切除術, 開胸肺切除術

Section 2 胸腔鏡下ブラ切除術

Section 3 縦隔腫瘍摘出術

Section 4 胸腔鏡補助下胸骨挙上術 [Nuss 法]

Section 1 胸腔鏡下肺切除術，開胸肺切除術

1 はじめに

　肺がんに対する術式は1946年に肺全摘が報告され，1960年には肺葉切除＋リンパ節郭清が肺全摘と同等の予後であると報告され，標準術式になった．さらに近年，縮小手術（部分切除および区域切除）が実施される機会が増えている．これら術式の変化や胸腔鏡手術のデバイスの進歩により，後側方開胸や側方開胸による肺切除術は減っており，多くの施設で完全鏡視下手術（complete video-assisted thoracic surgery：complete VATS），または小開胸を組み合わせたハイブリッド鏡視下手術（hybrid VATS）が実施されている．また，ロボット支援手術（robot VATS）も徐々に導入されている．

　VATSは開胸手術と比較して術後急性期の痛みは小さいものの，痛みは早期離床や十分な換気量の呼吸と喀痰排出を妨げ，術後の呼吸器合併症の誘因となる．また，術後急性期の確実な鎮痛は開胸術後痛症候群（postthoracotomy pain syndrome：PTPS）予防に効果があると示唆されており，術式にかかわらず十分な鎮痛が必要である．

2 痛みの性状と強さ

　実際の手術は，後側方開胸では30 cm程度の皮膚切開と，広背筋，前鋸筋，肋間筋および第5-第6肋骨を切断する．側方開胸では15 cm程度の皮膚切開で広背筋が温存される．complete VATSでは上葉でおよそ第3-第7肋間の範囲，下葉で第5-第9肋間の範囲で3-4か所のポートを挿入，またhybrid VATSであれば同様の高位で2か所のポートを挿入し，聴診三角部で5 cm程度の小開胸を行うことで，筋切開を最小限にする（上葉で聴診三角前方の第3肋間もしくは第4肋間，中葉で同部位のやや低位，下葉で聴診三角部の第5肋間もしくは第6肋間付近）．robot VATSでは一般的に第5-第9肋間の間に4か所のポートを挿入して行う．

　痛みの性状が，皮膚切開部に一致した皮膚・筋肉・壁側胸膜由来の体性痛が主体で，それに切除された部位の内臓痛が加わる．また，肋間神経の切断や長時間の圧迫など神経障害による痛みは術後の痛みを増強させる．この神経障害性痛はPTPSの危険因子でもあることが示唆されている．創部の痛み以外では，胸腔ドレーンの刺激によるものがある．患者はドレーンの挿入部や先端の痛みを訴えることが多く，特に先端の痛みは，吸気時や呼気終末時に増強する比較的広範囲の痛みであり，胸膜刺激によるものとされる．また，75％以上の患者が肩の痛みを訴える．これは心膜・縦隔・横隔膜の知覚をつかさどる横隔神経と肩の知覚をつかさどる神経が，同じ第3-第5頸髄神経に入力されるため，横隔神経によって伝えられた痛みを肩の痛みと感じる関連痛と考えられている．さらに術中体位によっても頸部から肩の痛みが生じる．過剰な肩関節の屈曲内転，不適切なサイズの腋下枕，頸部の側方伸展などは回避すべきである．

3 術後痛管理のストラテジー

　呼吸器手術後の鎮痛法は，鎮痛効果の高い順に"持続硬膜外鎮痛・持続胸部傍脊椎ブロック（thoracic paravertebral block：TPVB）＞持続肋間神経ブロック・単回脊髄くも膜下ブロック＞鎮痛薬の全身投与"とされている[1]．したがって，持続硬膜外鎮痛やTPVBが禁忌でない患者では，積極的にこれらを施行する．これらのブロックの有無にかかわらず，マルチモーダル鎮痛[2]の観点およびドレーン先端痛や頸肩部の痛みに対して，非ステロイド性抗炎症薬（nonsteroidal anti-inflammatory drugs：NSAIDs）やアセトアミノフェンが有用である．また，頸肩部の痛みが強い場合には，トリガーポイント注射や超音波ガイド下腕神経叢ブロックを考慮する．

(1) 持続硬膜外鎮痛またはTPVB

　術後急性期においては，持続硬膜外鎮痛とTPVBの鎮痛効果の優劣については，それぞれ報告があり，エ

ビデンスとして確定したものはない．低血圧，尿閉，術後悪心・嘔吐（postoperative nausea and vomiting：PONV）などの副作用はTPVBが少ない．両者とも術後48-72時間継続することが推奨されている．PTPSに関しては，周術期の持続硬膜外鎮痛にはその予防効果があるとされるが，TPVBによる予防効果は現時点で明らかになっていない．これらを踏まえ，各施設の状況に応じていずれかを選択してよいと思われる．持続硬膜外鎮痛の場合，局所麻酔薬に少量のオピオイド（フェンタニル4-15μg/hr）を添加すると局所麻酔薬単独と比較して鎮痛効果が高いが，PONVなどのオピオイド由来の副作用は増加する．

(2) NSAIDs

NSAIDsは副作用が比較的少ないシクロオキシゲナーゼ（cyclooxygenase：COX）-2に選択性の高い製剤の使用が推奨されている．しかし，静脈内注射（静注）製剤でCOX-2に選択性の高いものはわが国にはなく，手術当日はフルルビプロフェンが用いられることが多い．肺の手術の多くは術後1日目の朝には普通食の摂取が可能となり，点滴は不要となる．以後はCOX-2に選択性の高い経口NSAIDsの定時内服を考慮する．

(3) アセトアミノフェン

経口摂取開始までは静注製剤が，また経口摂取開始後は内服薬が使用可能である．手術当日はアセトアミノフェンの静注製剤を定時投与，術後1日目からはアセトアミノフェンもしくはNSAIDsを定時内服とし，他方を痛みが増強した際のレスキューとして内服する．

なお，現段階では非オピオイド鎮痛薬をどのように組み合わせると効果が高く，副作用が低いというエビデンスが乏しいため[3]，(2)(3)の定時投与もしくは痛みが増強した際のレスキュー薬剤の選択は，各施設の事情や患者の背景によって適宜調節する．

(4) オピオイドの全身投与を回避

オピオイドの全身投与を主体とした術後鎮痛法は，換気抑制，鎮静，PONVおよび腸管機能の回復遅延などの副作用を来し，術後の回復やリハビリテーションを妨げ，退院の延長につながる．したがって，可能なかぎりオピオイドの全身投与を回避する．ただし，抗凝固療法中などで持続硬膜外鎮痛やTPVBは禁忌と判断した場合には，オピオイドの全身投与を考慮する．副作用軽減のため漫然と持続投与するのではなく，経静脈的患者自己調節鎮痛法（intravenous patient-controlled analgesia：iv-PCA）の実施が望ましい．

(5) その他

【術野での肋間神経ブロックや局所浸潤麻酔，頸肩部痛に対する神経ブロック】

持続硬膜外鎮痛やTPVBが禁忌の場合，術野から皮膚切開部に一致した肋間神経ブロックあるいは筋膜・皮下などへの局所浸潤麻酔を行う．作用時間の長い局所麻酔薬を使用することで術当日の痛みの軽減が期待される．頸肩部痛が強い場合には，トリガーポイント注射や超音波ガイド下腕神経叢ブロック（斜角筋間または鎖骨上アプローチ）を考慮する．

【その他の内服薬】

プレガバリンやガバペンチン，デュロキセチン，トラマドールなどが検証されているが，結論は出ていない．上述の鎮痛法による鎮痛が不十分な場合，あるいは神経障害性痛の要素を持つ痛みの訴えがあれば，考慮してもよい．

4 鎮痛プロトコール 図1 図2

局所麻酔薬はそれぞれ実施するブロックに適用のある規格を確認する．

(1) 持続硬膜外鎮痛またはTPVB

【持続硬膜外鎮痛】

❶ **穿刺部位**：T5/6-T7/8から穿刺し，カテーテルを3-5cm留置する．

❷ **薬液内容**：0.1-0.25％ロピバカインまたはレボブピバカイン．オピオイドを併用する場合は2-4μg/mlのフェンタニルを混合．

❸ **投与設定**：持続投与：3-4ml/hr〔硬膜外患者自己調節鎮痛法（patient-controlled epidural analgesia：PCEA）の場合，持続投与：3-4ml/hr，ボーラス：2-3ml，ロックアウト時間15-30分〕．

【TPVB】

深部の体幹神経ブロックであり，周術期抗凝固療法などに伴う出血リスクに対する禁忌は基本的に硬膜外麻酔と同様である．

❶ **穿刺部位**：開胸する高位と一致した肋間からの穿刺，カテーテル挿入が最善である．術野から直視下に挿入する方法と超音波ガイド下に体表から挿入する方法がある．後者において，穿刺部位と術野が近くなる場合は術後の穿刺を考慮（肺下葉切除など後側方皮切

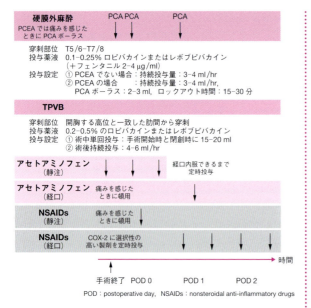

図1 胸腔鏡下肺切除術,開胸肺切除術の鎮痛プロトコール:硬膜外麻酔やTPVBが可能な場合

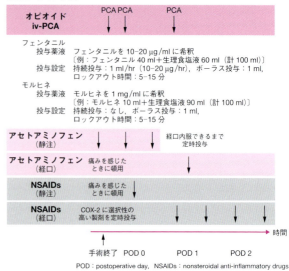

図2 胸腔鏡下肺切除術,開胸肺切除術の鎮痛プロトコール:硬膜外麻酔やTPVBができない場合

で,リニアプローブによる肋間アプローチの場合).

❷ 薬液内容:0.2-0.5%ロピバカインまたはレボブピバカイン.

❸ 投与設定:術中単回投与:手術開始時と閉創時に15-20 ml(およそ5分節に広がる),術後持続投与:4-6 ml/hr.

(2) NSAIDs

経口摂取開始まで:フルルビプロフェン50 mgを,痛みを訴えた際にレスキューとして使用.経口摂取開始後:セレコキシブ(100 mgまたは200 mg)2回/日,朝夕食後定時内服.1回量は年齢・体重・腎機能などを考慮して適宜調整する.

(3) アセトアミノフェン

経口摂取開始まで:静注製剤を体重≧50 kgなら1,000 mg,体重＜50 kgなら15 mg/kg,6時間ごとに4回/日定時投与.経口摂取開始後:NSAIDsの定時内服があれば経口製剤300-500 mgを痛みが増強したときにレスキューとして使用.NSAIDsの定時内服がない(不可である)場合,経口製剤300-1,000 mg/回を4回/日定時内服.1回量は年齢・体重・肝機能などを考慮して適宜調整する.

(4) オピオイドの全身投与:持続硬膜外鎮痛またはTPVBが禁忌の場合

モルヒネとフェンタニルで鎮痛効果に大きな差はない.

【フェンタニル】

❶ 特徴:作用時間が短いため,持続投与を設定するが,持続投与単独ではなく,iv-PCAを選択する.漫然と高用量の持続投与を行うと,オピオイド全身投与による副作用が発現する.わが国ではフェンタニルの使用が多い.

❷ 薬液内容:2.5-5倍希釈し,10-20 µg/mlとして使用(例:フェンタニル40 ml＋生理食塩液60 ml).

❸ 投与設定:持続投与:1 ml/hr(10-20 µg/hr),ボーラス:1 ml,ロックアウト時間:5-15分.

【モルヒネ】

❶ 特徴:モルヒネは作用時間が長いため,持続投与は行うべきではない.持続投与がないため,患者の痛みの状況を評価しやすい,エビデンスが多い,低コストなどの利点がある.代謝産物が薬理活性を有するため,腎機能低下患者では注意.

❷ 薬液内容:1 mg/mlに10倍希釈して使用(例:モルヒネ10 ml＋生理食塩液90 ml).

❸ 投与設定:持続投与:なし,ボーラス:1 ml,ロックアウト時間:5-15分.

(5) その他

【術野での肋間神経ブロックや局所浸潤麻酔の併用】

硬膜外麻酔やTPVBができない患者が適用である.手術終了時に0.75%ロピバカインまたは0.5%レボブ

ピバカイン 3 mg/kg 以下を使用．

【頸肩部痛に対する神経ブロック】

術野に対する鎮痛の方法にかかわらず考慮．術後，完全に覚醒した状態で実施する．術野に対する局所麻酔薬との総量が局所麻酔薬中毒量を超えないよう注意する．

❶ **トリガーポイント注射**：術野に対する鎮痛の方法にかかわらず考慮．術後，完全に覚醒した状態で実施する．術野に対する局所麻酔薬との総量が局所麻酔薬中毒量を超えないよう注意する．トリガーポイントのほうは 0.1-0.5％ロピバカインまたはレボブピバカインを圧痛点に 3 ml 程度ずつ注射する．

❷ **超音波ガイド下腕神経叢ブロック（斜角筋間または鎖骨上アプローチ）**：肩関節の痛みに考慮する．0.1-0.25％ロピバカインまたはレボブピバカインを 10 ml 以内で使用．濃度や投与量は腕の麻痺を生じないよう考慮する．腕神経叢ブロックのほうは 0.1-0.25％ロピバカインまたはレボブピバカインを 10 ml．

自分がこの手術を受けるなら

筆者は女性（PTPSの危険因子の一つ）であり，硬膜外穿刺の禁忌はないので，PCEAを希望する．また，非喫煙者で動揺症があり，以前手術を受けたときに悪心とまでは至らなかったが，フェンタニル25 μgの静注で頭がくらくらしたので，多少鎮痛効果が低くなってもオピオイドなしのPCEAにしてみたい．筆者は身長が低く，効果範囲が広がりそうである．下部頸髄領域まで広がって上肢がしびれると不快なので3 ml/hrで投与してほしい．

もしも，自分に硬膜外穿刺の禁忌があれば，iv-PCAを試してみたい．PONVが一番怖いので，投与薬液100 ml中にドロペリドール2.5 mg（1 ml）を混合してほしい．モルヒネのほうがフェンタニルよりPONVが出現しそうだが，ボーラスのときだけ薬液が入る感じも経験してみたいので，モルヒネでもフェンタニルでもいい．

PCEA，もしくはiv-PCAのいずれにせよ，NSAIDsまたはアセトアミノフェンの定時投与は必ずしてほしい．痛み増強時のレスキューもいずれかで設定してほしい．

参考文献

1) Anesth Analg 2008; 107: 1026-40.
2) https://www.iasp-pain.org/GlobalYear
3) Br J Anaesth 2017; 118: 22-31.

（田口 志麻／濱田 宏）

Section 2 胸腔鏡下ブラ切除術

1 はじめに

ブラ切除術が行われる場合，多発ブラなど開胸しないと手術が困難な事情がないかぎりは3ポート法による鏡視下手術（complete video-assisted thoracic surgery：VATS）が一般的である．3ポート法はそれぞれの皮膚切開はおよそ2 cmである．さらに近年，1ポート法（1ポートで皮膚切開に若干の延長を加える，または1ポート＋1穿刺法）を実施する施設もある．

2 痛みの性状と強さ

術後急性期の痛みはVATSのほうが開胸手術よりも小さい〔"胸腔鏡下肺切除術，開胸肺切除術" 2 痛みの性状と強さの項（p.28）参照〕．また，一般にブラ切除術は肺がん手術のcomplete VATSと比較してもリンパ節郭清がなく，より低侵襲で痛みが小さい．さらに1ポート法は複数ポートの術式よりも知覚異常や術後痛が少なく[1]，在院日数が短くてすむことが知られている．しかし，VATSは開胸術と同様に肋間神経を傷害するため，開胸術後痛症候群（postthoracotomy pain syndrome：PTPS）の発症リスクは同等であり[2]，その発症頻度は30-40%とも報告されている[3]．また術中体位やドレーンに起因する痛みも他の術式と同様である．さらに多発ブラ症例などでは，術後もエアリークが消失せずドレーン留置期間が長くなり，長期間にわたって痛みが持続する場合がある．

3 術後痛管理のストラテジー

術前に気胸による無気肺が生じている場合が多く，術後は無気肺改善のために深呼吸が十分可能な痛みコントロールが不可欠である．また，術後急性期の創部の痛みは軽度としても，PTPS予防を意識した鎮痛が望ましい．よって禁忌でなければ，持続硬膜外鎮痛や胸部傍脊椎ブロック（thoracic paravertebral block：TPVB）の併用を計画する．さらにその他の肺手術と同様に，非ステロイド性抗炎症薬（nonsteroidal anti-inflammatory drugs：NSAIDs）やアセトアミノフェンを併用して管理する．

なお，重度慢性肺疾患患者や難治性の両側気胸により陽圧換気が不可能な場合には，awake VATSを実施している施設もある．その場合は硬膜外麻酔を実施したうえで，さらに術野からの皮膚や肋骨骨膜，壁側胸膜などへの局所浸潤麻酔を併用することで，呼吸抑制を生じず良好な鎮痛が可能となる．体外循環を行う可能性が高ければ，硬膜外穿刺は前日に施行するか，もしくは回避するかを検討しなければならない．

(1) 持続硬膜外鎮痛またはTPVB

前述のとおり，可能であればどちらかを実施する．術後急性期の持続硬膜外鎮痛は，副作用とのバランスを鑑み，オピオイドなしでよいと思われる．ブラ切除においてオピオイドの有無がPTPSに与える影響は不明である．持続投与期間は，ドレーン抜去の時期や術中の侵襲によって検討する．

(2) NSAIDs，アセトアミノフェン

NSAIDsやアセトアミノフェンの使用方法は，その他の肺手術と同様に，定時投与を基本とし，痛み増強時の追加投与薬剤を設定しておく．

(3) オピオイドの全身投与を回避

その他の肺切除術などと比較して，侵襲が小さいため持続硬膜外鎮痛やTPVBが禁忌の場合でも，オピオイドを使用せずNSAIDsなどで術後痛をコントロールできる場合が多い．ただし，痛みによる浅呼吸は術後回復を遅延させるので，症例ごとに検討するのが望ましい．

(4) その他：術野での肋間神経ブロックや局所浸潤麻酔，頸肩部痛に対する神経ブロック

持続硬膜外鎮痛やTPVBが禁忌の場合，ポート挿入部やドレーン挿入部に一致した肋間神経ブロックや局所浸潤麻酔は有用である．頸肩部痛への対応も，その他の肺手術の際と同様である．

4 鎮痛プロトコール 図1 図2

(1) 持続硬膜外鎮痛またはTPVB

【持続硬膜外鎮痛】

❶ 穿刺部位：T5/6-T7/8から穿刺し，カテーテルを

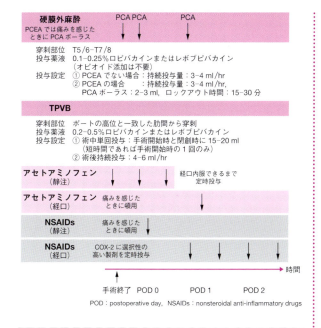

図1 胸腔鏡下ブラ切除術の鎮痛プロトコール：硬膜外麻酔やTPVBが可能な場合

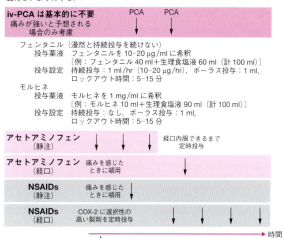

図2 胸腔鏡下ブラ切除術の鎮痛プロトコール：硬膜外麻酔やTPVBができない場合

3-5 cm留置する．

❷ **薬液内容**：0.1-0.25％ロピバカインまたはレボブピバカイン．

❸ **投与設定**：持続投与：3-4 ml/hr〔硬膜外患者自己調節鎮痛法（patient-controlled epidural analgesia：PCEA）を行う場合は，持続投与：3-4 ml/hr，ボーラス：2-3 ml，ロックアウト時間：15-30分〕．

【TPVB】

深部の体幹神経ブロックであり，周術期抗凝固療法などに伴う出血リスクに対する禁忌は基本的に硬膜外麻酔と同様である．

❶ **穿刺部位**：ポートの高位と一致した肋間からの穿刺が最善である．

❷ **薬液内容**：0.2-0.5％ロピバカインまたはレボブピバカイン．

❸ **投与設定**：術中単回投与：手術開始時と閉創時に15-20 ml．短時間であれば開始時のみ投与．術後持続投与：4-6 ml/hr．

(2) NSAIDs，アセトアミノフェン

〔"胸腔鏡下肺切除術，開胸肺切除術" ❹鎮痛プロトコール (2) NSAIDs，(3) アセトアミノフェンの項 (p.30) 参照〕

(3) オピオイドの全身投与

できるかぎり行わない．

(4) その他：術野での肋間神経ブロックや局所浸潤麻酔，頸肩部痛に対する神経ブロック

他の肺手術と同様，ロピバカインまたはレボブピバカインを3 mg/kg以下で使用する．特に両側の手術の場合は，局所麻酔薬の中毒量を超えないよう総量を計算する．

自分がこの手術を受けるなら

筆者はオピオイドなしのPCEAと，NSAIDsまたはアセトアミノフェンの定時投与を希望する．痛み増強時はレスキューのNSAIDsまたはアセトアミノフェンを使ってほしい．硬膜外穿刺が禁忌であれば，術後のオピオイド全身投与は行わず，手術終了時にポート部位に局所浸潤麻酔を行ってほしい．

参考文献

1) J Laparoendosc Adv Surg Tech A 2017; doi: 10.1089/lap.2017.0446
2) Eur J Cardiothorac Surg 2009; 36: 170-80.
3) J Clin Anesth 2016; 35: 215-20.

（田口 志麻／濱田 宏）

Section 3 縦隔腫瘍摘出術

1 はじめに

2016年の統計によると，わが国で摘出術が実施された縦隔腫瘍は，胸腺腫が最多で約40%，嚢胞15%，神経原生腫瘍13%，胚細胞性腫瘍8%，胸腺がんと悪性リンパ腫がともに5%である[1]．術式はこれらの腫瘍の部位，大きさなどで異なる．もっとも患者数が多い胸腺腫を例に挙げても，アプローチ法は胸骨縦切開もしくは肋間切開，両アプローチが同時に行われる場合もあり，確定したものはない．肋間アプローチでは，開胸術から完全鏡視下手術（complete video-assisted thoracic surgery：complete VATS）や，施設によってはrobot VATSが考慮される．腫瘍の大きさや浸潤部位などによっては，体外循環が考慮される場合もある．

胸腺腫患者の20-25%に重症筋無力症（myasthenia gravis：MG）が存在し，MG患者の25-30%に胸腺腫を合併する．1939年にBlalockらが非胸腺腫のMG患者で胸腺摘出術を実施し，半数でMG症状の改善をみたことで，MG患者では胸腺腫を合併していなくても，拡大胸腺摘出術を行うことが一般的となった．しかし，2000年にGronsethらが行ったメタ解析で，胸腺摘出術がMGの症状改善に有効とするエビデンスは明確でないことが示された．現在は，若年発症で病初期のアセチルコリン受容体が陽性である過形成胸腺例の一部で，有効な可能性があるとして実施されている[2]．

2 痛みの性状と強さ

痛みの部位や強さは術式により異なる．胸骨縦切開の場合，創の上部の知覚は下部頸髄領域に及ぶ場合がある．開胸やVATSで実施する場合，多くは第3-第7肋間の高位でポート挿入や皮膚切開が行われる．腫瘍の部位によっては，両側開胸が必要となる．胸骨縦切開の骨由来および皮膚切開部に一致した皮膚や筋肉・壁側胸膜由来の体性痛と，腫瘍が近接または浸潤した部位の切除が必要な場合，その痛みが加わる．また，胸腔ドレーンの刺激による痛みや頸肩部の痛みも生じうる．

3 術後痛管理のストラテジー

肺手術と同様，術後の十分な鎮痛が呼吸機能回復に必要不可欠であり，基本的な術後鎮痛は肺手術に準じる．ゆえに禁忌でないかぎり，胸骨縦切開や両側開胸では持続硬膜外鎮痛を選択する．片側の肋間アプローチの手術では胸部傍脊椎ブロック（thoracic paravertebral block：TPVB）も効果が期待できる．しかし，胸骨上部や頸肩部の痛み，および複数のポート挿入高が互いに離れている場合には，持続硬膜外鎮痛やTPVBでは効果範囲が不十分であり，非ステロイド性抗炎症薬（nonsteroidal anti-inflammatory drugs：NSAIDs）やアセトアミノフェンの併用が必須である．オピオイドの全身投与は，硬膜外穿刺やTPVBが施行できない患者に対して，術後に高度な痛みが予想される術式の場合に検討するが，鎮痛による呼吸機能改善とオピオイドの副作用としての呼吸抑制とのバランスを考慮することが必要である．

MG患者にとって周術期は，手術侵襲や薬剤などMGクリーゼの危険因子が多数存在する．さらに痛みにより深呼吸や喀痰排出が不十分になると，術後の呼吸不全が生じやすくなるため，より徹底した鎮痛対策が必要である．術後鎮痛法としては，古くからMGの周術期管理には硬膜外鎮痛が有効であることが知られており[3]，逆にオピオイドは症状の増悪因子とされている．以下はMG患者における縦隔腫瘍摘出術の術後痛管理について述べる．

(1) 持続硬膜外鎮痛またはTPVB

持続硬膜外鎮痛はMG症状を増悪させず，良好な鎮痛により人工呼吸離脱や抜管後の呼吸機能回復に有用である．それゆえ，術中の体外循環や術後の抗凝固の要否を事前に評価し，可能なかぎり持続硬膜外鎮痛を実施する．硬膜外鎮痛の薬液内へのオピオイド添加は，

鎮痛効果とオピオイドによる副作用のバランスを鑑み，患者ごとに検討する．TPVBの有効性は現時点で不明であるが，術式が片側肋間アプローチの場合は試みてもよいかもしれない．局所麻酔薬は，エステル型では作用が遷延化する可能性があるが，現在広く使われているロピバカインやレボブピバカインは安全である．いずれのブロックでも，持続投与期間は肺手術と同様に術後48-72時間でよいと考えられる．

(2) NSAIDs

NSAIDsはMGの症状に影響を与えないと考えられており，経静脈あるいは経口の鎮痛薬ではアセトアミノフェンと並んで第一選択となる．しかし，症状増悪への関与を疑われた報告も散見されるため，投与中は慎重に症状観察を行う．また，経口摂取開始後もMG患者は誤嚥の危険性が高いことを忘れてはならない．

(3) アセトアミノフェン

MGの症状に影響を与えないと考えられている．

(4) オピオイドの全身投与

オピオイドはコリン遊離抑制（抗コリン）作用を有するため，MGの増悪因子として知られている．ゆえに，鎮痛による呼吸機能改善がMGの症状増悪の危険性を上回ると判断される場合に慎重に実施し，モルヒネよりも比較的抗コリン作用の弱いフェンタニルを選択する．投与法は経静脈的患者自己調節鎮痛法（intravenous patient-controlled analgesia：iv-PCA）が望ましい．また，術後悪心・嘔吐（postoperative nausea and vomiting：PONV）の予防に使用されるドロペリドールは前・後シナプス膜安定化により神経筋伝達障害を来しうるため，使用を控える．

(5) その他：術野での肋間神経ブロックや局所浸潤麻酔，頸肩部痛に対するブロック

肺の手術と同様であるが，腕神経叢ブロックは，横隔神経をブロックすると術後の呼吸不全を生じうるため避ける．

4 鎮痛プロトコール 図1 図2

局所麻酔薬はそれぞれ実施するブロックに適用のある規格を確認する．

(1) 持続硬膜外鎮痛またはTPVB

【持続硬膜外鎮痛】

❶ 穿刺部位：胸骨縦切開ではT3/4-T5/6から，肋間アプローチではT5/6-T7/8から穿刺する．

❷ 薬液内容：0.1-0.25％ロピバカインまたはレボブピバカイン．オピオイドを併用する場合は2-4 μg/mlのフェンタニルを混合（呼吸抑制に注意）．

❸ 投与設定：持続投与：3-4 ml/hr〔硬膜外患者自

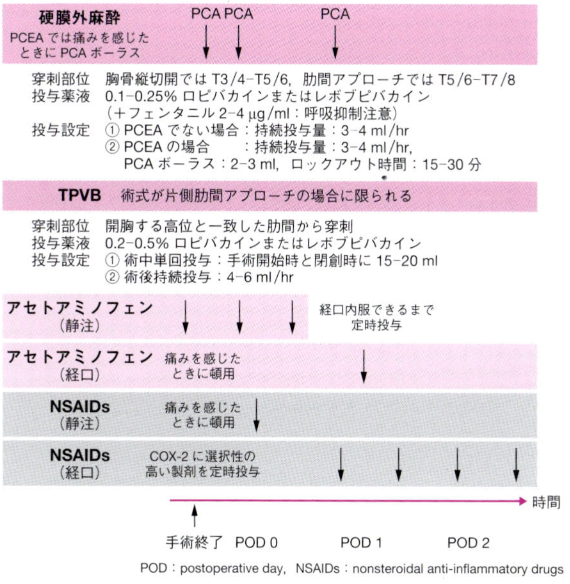

図1 縦隔腫瘍摘出術（重症筋無力症合併）の鎮痛プロトコール：硬膜外麻酔やTPVBが可能な場合

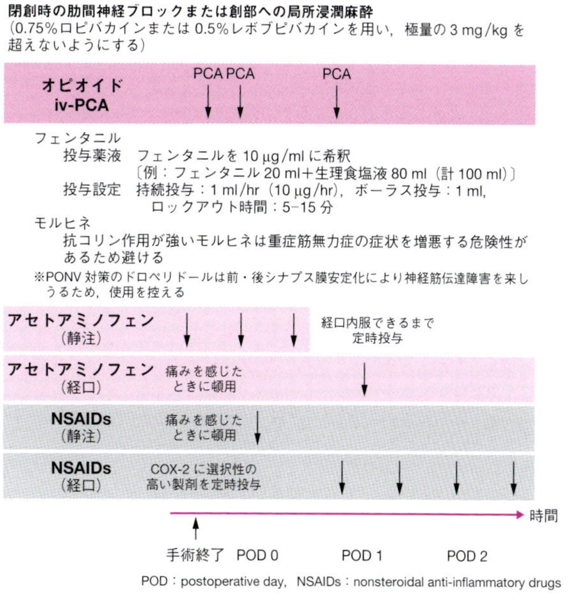

図2 縦隔腫瘍摘出術（重症筋無力症合併）の鎮痛プロトコール：硬膜外麻酔やTPVBができない場合

己調節鎮痛法（patient-controlled epidural analgesia：PCEA）の場合，持続投与：3-4 ml/hr，ボーラス：2-3 ml，ロックアウト時間：15-30分〕．

【TPVB】

術式が片側肋間アプローチの場合のみに実施．〔"胸腔鏡下肺切除術，開胸肺切除術" ❹鎮痛プロトコール(1)持続硬膜外鎮痛またはTPVB【TPVB】の項（p.29）参照〕

⑵ NSAIDs，アセトアミノフェン

〔"胸腔鏡下肺切除術，開胸肺切除術" ❹鎮痛プロトコール(2)NSAIDs，(3)アセトアミノフェンの項（p.30）参照〕

⑶ オピオイドの全身投与：持続硬膜外鎮痛またはTPVBが禁忌の場合

❶**注意点**：フェンタニルによるiv-PCAを選択する．

❷**薬液内容**：10 μg/mlになるよう5倍希釈して使用（例：フェンタニル20 ml＋生理食塩液80 ml）．

❸**投与設定**：持続投与：1 ml/hr（10 μg/hr），ボーラス：1 ml，ロックアウト時間：5-15分．

⑷ その他

【術野での肋間神経ブロックや局所浸潤麻酔の併用】

硬膜外麻酔やTPVBが施行できない患者が適用である．手術終了時に0.75％ロピバカインまたは0.5％レボブピバカイン3 mg/kg以下を使用．

【頸肩部痛に対するトリガーポイント注射】

〔"胸腔鏡下肺切除術，開胸肺切除術" ❹鎮痛プロトコール(5)その他の項（p.30）参照〕

自分がこの手術を受けるなら

自分がもしMG患者で胸腺腫摘出術を受けるとしたら，PCEAを希望する．術後の痛みが強いことが予想される術式ではフェンタニルを混合してほしい．それほど強い痛みでないと予想されれば，局所麻酔薬のみのPCEAを希望する．もしも，自分に硬膜外穿刺の禁忌があれば，フェンタニルによるiv-PCAを試してみたい．PCEAもしくはiv-PCAのいずれにせよ，NSAIDsまたはアセトアミノフェンの定時投与は必ずしてほしい．痛み増強時のレスキューも，いずれかで設定してほしい．

参考文献

1) 日本呼吸器学会HP．http://www.jrs.or.jp/modules/citizen/index.php?content_id=28
2) 重症筋無力症診療ガイドライン2014．日本神経学会2014；https://www.neurology-jp.org/guidelinem/mg.html
3) Acta Anaesthesiol Scand 2012; 56: 17-22.

（田口 志麻／濱田 宏）

Section 4 胸腔鏡補助下胸骨挙上術[Nuss法]

1 はじめに

　漏斗胸の胸郭陥凹を矯正する手術法は，1911年のMeyerによる肋軟骨切除に始まった．日本では胸骨と肋軟骨を一塊として切断し，翻転させる胸骨翻転法，あるいは1949年に報告された肋軟骨を切断・組み換えるRavitch法が実施されてきた．しかし，いずれも高侵襲でありながら胸郭の整容は不十分で，胸骨翻転法は1970年代には行われなくなった．1998年に胸腔鏡補助下に胸腔内から胸骨背面に通した金属製のバーを反転させるNuss法[1]が報告されて以降，現在に至ってもNuss法が主流である．肋軟骨が骨化した成人ではNuss法とRavitch法の併用が考慮される場合もある．また，バーの位置ずれ防止の工夫として，バー先端を大胸筋，前鋸筋下に留置する筋層下Nuss法を実施する施設もある．Nuss法の皮膚切開は各施設で工夫されており，両中腋窩線上あるいはやや背側のバー挿入高位，両腋窩部，乳輪切開などがある．手術適用年齢は，心電図異常や拘束性換気障害などの出現率を減らし，肋軟骨も柔らかい早期（就学前後）にすべきとの見解がある一方で，早期手術は成長に伴い胸郭の変形が生じる懸念があることや，治療に対する精神的発達が得られてからのほうが円滑な治療につながることなどから，特に整容が目的の場合は小学生高学年から中学生に実施される．成人でも実施されているが，骨や軟骨の硬化が進むため手術は困難になる．

2 痛みの性状と強さ

　皮膚切開部の痛みは軽度だが，バーが胸骨を押し上げることによって生じる骨・軟骨の体性痛が強い．痛みの部位は，バーを留置した高位を中心とするが，胸郭の広範囲に広がる．骨や軟骨の硬度によって痛みの強さは違うものの，若年者であっても術後24時間は高度の痛みを訴える．また，バーは正中部が胸腔内，両端が筋間を介して胸腔外（筋層上または筋層下）に留置されるため，胸膜が刺激されて生じる呼吸に伴って増強する痛みも存在する．ゆえに浅呼吸に起因する無気肺の発生に注意しなければならない．

3 術後痛管理のストラテジー

　バーのずれを防止するために術当日は絶対安静である．以前は術後2-3日目まで絶対安静であったが，近年はバーの位置ずれを防止する工夫が進み，術後回復の観点からも翌日に離床を開始する施設が増えているようである．絶対安静期間に痛みによる呼吸抑制を起こさないためにも，その後の円滑な離床や術後回復のためにも，良好な鎮痛を必要とする．痛みは骨や胸膜由来の体性痛が主であり，持続硬膜外鎮痛が有用なため，多くの施設で選択されている．未成年の患者が多く，親権者と本人に対する十分なインフォームドコンセントのもとに，熟練した麻酔科医が適切な道具と方法で実施する．硬膜外穿刺が施行できない場合は，オピオイドの全身投与を考慮する．持続硬膜外鎮痛の有無にかかわらず，非ステロイド性抗炎症薬（non-steroidal anti-inflammatory drugs：NSAIDs）やアセトアミノフェンの併用は必須である．小児患者ではアセトアミノフェンを主体とし，NSAIDsは慎重に使用する．

　成人では骨硬化が強いため，時に一般の肺切除術よりも痛みが改善するまでに時間を要する．硬膜外カテーテルの留置期間が72時間を超える場合は，カテーテル挿入部の観察・消毒など感染予防に配慮した管理を行う．

　〔成人における術後管理法は基本的に他の胸部手術と同様であるため，"胸腔鏡下肺切除術，開胸肺切除術" 3 術後痛管理のストラテジーの項（p.28）参照〕

　以下，小児におけるNuss法の術後鎮痛法について述べる．

(1) 持続硬膜外鎮痛[2]

　小児では棘間靱帯が柔らかく，硬膜外腔までの距離が短いため，成人よりも硬膜外穿刺に高度な技術を必要とする．さらに，覚醒下に施術可能な精神的発達が

認められる10歳くらいまでは全身麻酔下に硬膜外穿刺を実施するため，神経合併症の発見が困難であることが危惧される．実際には，1996年のヨーロッパでの大規模調査によると，合併症は0.1%で成人と同等と報告されている．また2000年代の米国の調査でも重篤な合併症は認められず，カテーテルなどデバイスによるマイナーな合併症のみであった．しかし，その後，米国から重篤な神経合併症の報告が出ており，日本からも2005年に脊髄穿刺が報告されている．小児の硬膜外穿刺の合併症は成人より頻度が高いわけではないものの，重篤な神経合併症の危険があることを認識しなければならない．実施前にコンピュータ断層撮影（CT）などで硬膜外腔までの距離を計測しておき，熟練者が適切な道具と方法で実施するべきである．

(2) NSAIDs[3]

小児で術後痛に適用のあるNSAIDsは限られており，ケトプロフェン，ジクロフェナクなどである．また，フルルビプロフェンも小児での使用報告が多い．現段階ではシクロオキシゲナーゼ（COX)-2に選択性の高い製剤の小児適用はない．小児では腎機能や血小板機能低下，低体温などの副作用が成人以上に懸念されること，まれではあるがライ症候群の危険性などを考慮し，予定手術ではNSAIDsは痛み増強時のレスキュー使用にとどめる．

(3) アセトアミノフェン

経口摂取開始までは静注製剤や坐剤，経口摂取開始後は患児の好む形状（経口なら細粒または錠剤，坐剤希望なら坐剤）が可能である．持続硬膜外鎮痛やオピオイドの全身投与にかかわらず，術後5日目くらいまでは定時投与が望ましい．

(4) オピオイドの全身投与

オピオイドによる換気抑制などのリスクを考慮し，可能なかぎり持続硬膜外鎮痛を選択してオピオイドの全身投与を回避する．不可能な場合にはオピオイドの全身投与を実施する．経静脈的患者自己調節鎮痛法（intravenous patient-controlled analgesia：iv-PCA）の実施が望ましい．しかし，小学校低学年までの年少児は，自分でボーラスボタンを押せない可能性がある．その場合は，看護師や親が痛みの様子を見て代わりにボタンを押すnurse-controlled analgesia（NCA）やparent-assisted PCA（PAPCA）を行うという選択肢もあるが，確実な痛みの客観的評価なしにボタンを押すことは過量投与につながるため，これら"代理人によるPCA（PCA by proxy）"に慣れていない施設では，安易に行わないほうがよい．われわれの施設では，痛みを訴えることができない乳幼児にはPCAは使用していない．

(5) その他：術野での局所浸潤麻酔

持続硬膜外鎮痛ができない場合，創部に対し手術終了時に局所浸潤麻酔を実施する．ただし，バーが胸骨を押し上げる痛みにはほとんど効果がない．

4 鎮痛プロトコール 図1 図2

局所麻酔薬はそれぞれ実施するブロックに適用のある規格を確認する．

(1) 持続硬膜外鎮痛

❶ **事前準備・穿刺部位**：硬膜外腔までの距離（mm）を予測しておく〈CTで計測し予測式〔[体重（kg）＋10]×0.8〕より計算〉，小児用の硬膜外穿刺セットを用意，正中法で穿刺，バーが留置される高位にカテーテルの先端が位置するようにカテーテルを留置．

❷ **薬液内容**：0.1-0.25%ロピバカインまたはレボブピバカイン．オピオイドは基本的に不要であるが，体重40 kg以上でフェンタニル2 μg/ml混合を考慮可．

❸ **投与設定**：持続投与：0.1 ml/kg/hr，40 kg以上の患児では成人と同様の設定にする〔硬膜外患者自己

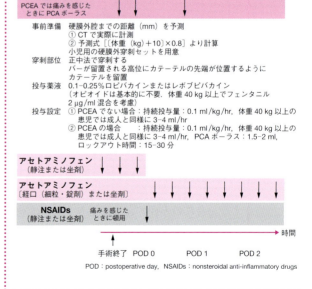

図1 胸腔鏡補助下胸骨挙上術〔Nuss法〕の鎮痛プロトコール：硬膜外麻酔が施行可能な小児の場合

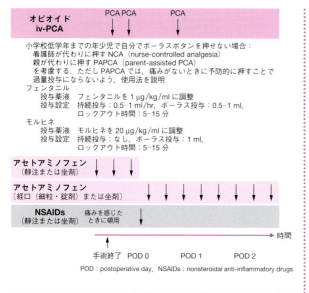

図2 胸腔鏡補助下胸骨挙上術［Nuss法］の鎮痛プロトコール：硬膜外麻酔が施行できない小児の場合

調節鎮痛法（patient-controlled epidural analgesia：PCEA）の場合：持続投与0.1 ml/kg/hr，ボーラス：1.5-2 ml，ロックアウト時間：15-30分〕．

(2) NSAIDs

ジクロフェナク坐剤0.5-1 mg/kg/回，またはフルルビプロフェン1 mg/kg点滴静注を痛みが増強した際に使用する．1回量は年齢・腎機能などを考慮し適宜調整する．

(3) アセトアミノフェン

経口摂取開始までは，静注製剤を10-15 mg/kg，6時間ごとに4回/日定時投与．経口摂取開始後は，経口製剤（細粒または錠剤）もしくは坐剤10-15 mg/kg/回，毎食後（＋夜間頓用1回分）または毎食後・就寝前．1回量は年齢・体重・肝機能などを考慮し適宜調整する．

(4) オピオイドの全身投与：持続硬膜外鎮痛が施行できない場合

PAPCAの場合，痛みが生じる前にボーラスボタンを押すと過量投与につながる可能性があるため，患児が痛みを訴えた場合にのみ押すように指導する．繰り返しになるが，親や看護師への教育とモニタリングを徹底したうえで行うべきであり，慣れていない施設での安易な実施は慎むべきである．

【フェンタニル】

❶ **特徴**：作用時間が短いので持続投与を設定するが，持続投与単独ではなくiv-PCAを選択．

❷ **薬液内容**：1 µg/kg/mlに調整．

❸ **投与設定**：持続投与：0.5-1 ml/hr，ボーラス：0.5-1 ml，ロックアウト時間：5-15分．

【モルヒネ】

❶ **特徴**：モルヒネは作用時間が長いため，持続投与は行うべきでなくiv-PCAを選択する．

❷ **薬液内容**：20 µg/kg/mlに調整．

❸ **投与設定**：持続投与：なし，ボーラス：1 ml，ロックアウト時間：5-15分．

(5) その他：術野での局所浸潤麻酔

0.75％ロピバカインあるいは0.5％レボブピバカインを3 mg/kg以下で使用．

自分の子ども（12歳と仮定）がこの手術を受けるなら

12歳でNuss法を受けるなら，胸郭の整容目的で自ら手術を希望する可能性が高い．自分の麻酔科医としての経験では，硬膜外鎮痛のほうがiv-PCAよりも断然良好な鎮痛を得られる印象がある．自分の子どもは手術希望があれば硬膜外鎮痛の目的も理解できると思うので，神経合併症を考慮し，覚醒下で硬膜外穿刺を施行してほしい．術後はPCEAをお願いしたい．すぐ車酔いするのでオピオイドは混合しないでほしい．アセトアミノフェンの定時投与も術後5日目くらいまでお願いしたい．12歳なので坐剤は嫌がると思う．点滴がある間は静注製剤で，経口製剤に変えた後は，細粒が苦手で錠剤のほうが飲みやすいというので錠剤でお願いする．疼痛時レスキューは点滴があればフルルビプロフェン，なければ12歳だし40 kg以上あるので，ロキソプロフェン60 mgの錠剤を内服でも問題ないだろうから使ってもらいたい．

参考文献

1) J Pediatr Surg 1998; 33: 545-52.
2) 日臨麻会誌 2015; 35: 316-24.
3) 麻酔薬および麻酔関連薬使用ガイドライン第3版．神戸：日本麻酔科学会；2016．p.41-85.

（田口 志麻／濱田 宏）

Chapter 4

上腹部手術

Section 1 胃切除術

Section 2 食道手術

Section 3 肝切除手術

Section 4 腹腔鏡下胆嚢摘出術

Section 5 膵頭十二指腸切除術

Section 6 腹壁瘢痕ヘルニア手術

Section 1 胃切除術

1 痛みの性状と強さ

予定手術として行われる胃切除は、そのほとんどが腹腔鏡下に行われるようになり、開腹では剣状突起直下から臍下まで切り込んでいたのが、腹腔鏡ポートの穴が4-5か所、切除臓器を取り出す創が正中に1か所のみとなった。皮膚切開としてはT7-11領域と広い範囲であることに変わりはないが、創の短縮は手術侵襲を明らかに小さくしている。また、開腹時には腸管を直視下にすべてひっくり返して腹膜播種の有無を検索していたが、現在は腹腔鏡下に鉗子を用いて脱転するのみになった。胃切除術はここ10年ほどの消化管手術でもっとも侵襲度が低下した手術の一つであろう。手術侵襲の低下に伴い、術後回復強化（enhanced recovery after surgery：ERAS）プログラムの考え方は胃切除術でも適用され[1]、術後の早期回復に向けた取り組みが始まっている。周術期鎮痛についても今後大きく変わる可能性がある。

2 術後痛管理のストラテジー

ほとんどの予定症例が腹腔鏡下で行われ、早期回復・早期離床の流れが広がりつつある。この流れを妨げないよう、かつ創の分布は上腹部が中心でありその範囲も広いため、術後早期には十分な鎮痛を図る必要がある。切除臓器を取り出す創（最大創）は約7cmに及ぶため、現状では胸部硬膜外麻酔の併用が第一選択と考える。しかし、最大創の大きさが5cmを下回る手技も広まりつつあり 図1 、この場合、胸部硬膜外麻酔で用いる局所麻酔薬による低血圧が術後早期離床を阻害する可能性がある。本術式については、硬膜外麻酔の併用が術後予後の改善に本当に貢献しているかどうかを検討すべき時期にきているのかもしれない。われわれの施設では手術翌日から経口水分を再開、標準で術後第3病日から経口摂取を再開する。早い施設では術後第2病日から経口摂取を再開するため[2]、硬膜外麻酔を用いる場合は術後第2・3病日には食事が始まることを念頭に置き、特にオピオイドの併用には注意が必要である。抗凝固薬の使用などで硬膜外麻酔が施行できない場合は、術後早期はオピオイドの経静脈的患者自己調節鎮痛法（intravenous patient-controlled analgesia：iv-PCA）を行う。この場合はアセトアミノフェンなどの定期投与も併用することで、早期にオピオイドの使用から離脱するようにし、オピオイドの使用が術後経口摂取再開の妨げにならないよう配慮する。

3 鎮痛プロトコール

(1) 術中

禁忌となる患者背景がなければ、胸部持続硬膜外カテーテルを留置する。剣状突起下部から最大創にかけて（おおむねT8-10）効果を発揮するよう、T10前後の椎間からカテーテルを約4-5cm挿入する。術中は1%のリドカインあるいは0.2-0.375%のロピバカインを用いて創部の鎮痛を行う。必要とする鎮痛範囲がそれほど広くないので、最初のみ5-7mlのボーラス投与で、その後は持続投与（4-6 ml/hr）でも創に対する鎮痛は得られるであろう。しかし、腹膜伸展刺

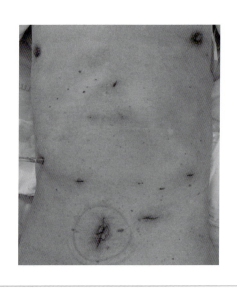

図1 われわれの施設における胃切除術の手術創

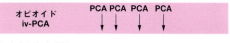

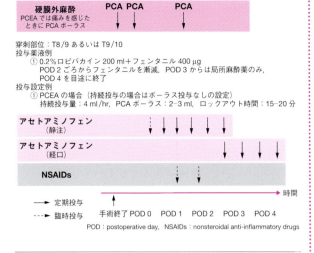

図2 胃切除術の鎮痛プロトコール：硬膜外麻酔を用いる場合

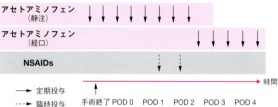

図3 胃切除術の鎮痛プロトコール：硬膜外麻酔を用いない場合

激は硬膜外麻酔のみでは完全には抑えられないので，十分量のレミフェンタニルあるいはフェンタニルの投与を併用する．硬膜外カテーテルが挿入されていない場合は，閉創時に術者によって腹直筋鞘に局所麻酔薬を局所投与，また最大創より下には腹横筋膜面ブロックを行うことが，術後早期の鎮痛に有効である．

(2) 術後

【持続硬膜外麻酔】

硬膜外カテーテルを留置できる場合は第一選択となる 図2．0.2％ロピバカインに 1-2 μg/ml のフェンタニルを添加した薬液を用い，4 ml/hr の持続投与をバックグラウンドとする硬膜外患者自己調節鎮痛法〔patient-controlled epidural analgesia：PCEA（ボーラス投与：2-3 ml，ロックアウト時間：20分）〕を基本とする．術後早期の経口摂取再開が予想されるため，フェンタニルの添加は必要最小限にとどめ，痛みの程度に応じてアセトアミノフェンの定期投与を併用する．経口摂取が可能となった時点（術後第2・3病日）で硬膜外麻酔へのフェンタニル添加を中止し，アセトアミノフェンのみでコントロールができるようになった段階（術後第4病日を目途）で硬膜外カテーテルを抜去する．

【硬膜外麻酔を施行できないとき】

硬膜外麻酔を施行できない場合はフェンタニルによる iv-PCA を基本とする 図3．手術当日はフェンタニルをバックグラウンド投与：20 μg/hr，ボーラス投与：20 μg，ロックアウト時間：10-15分を基本とし，翌日以降はバックグラウンド投与を中止する．経口摂取開始後の消化管運動を維持するため，可能なかぎり術後2日程度にとどめる．手術終了時からアセトアミノフェンの定期静脈内投与を開始し，食事開始とともに内服に移行する．

自分がこの手術を受けるなら

まず，開腹での胃切除は相応の理由がないかぎり希望しない．腹腔鏡下手術における最大創の大きさ3-7 cmと幅があるが，現状では禁忌がないかぎり硬膜外麻酔を希望する．ポートによる創はほぼT7-11の間であるが気腹によって腹膜全体も伸展されているため，上腹部の違和感を優先してなるべくT9/10あるいはT10/11からカテーテル挿入のうえ，術後は患者自己調節鎮痛法（PCA）で施行してほしい．薬液にはフェンタニル（2-3 μg/ml）添加してほしい．薬液更新1回目でフェンタニル半減，2回目でフェンタニルなしとし，これが終わった段階（早くて術後第3病日，ボーラス投与を使わなかったら第5病日）で硬膜外カテーテルを抜去してほしい．痛みの有無にかかわらず，硬膜外カテーテル抜去まではアセトアミノ

フェンの定期投与（術後第2病日までは6時間ごとの静脈内投与，その後は経口投与）をお願いしたい．

参考文献

1) Br J Surg 2014; 101: 1209-29.
2) Gastric Cancer 2016; 19: 961-7.

（谷西　秀紀）

Section 2 食道手術

1 痛みの性状と強さ

胸部食道がんの場合，開胸，腹臥位胸腔鏡下（video-assisted thoracic surgery：VATS）あるいは縦隔鏡下に胸部食道切離を行い，開腹による遠位部切離と胃管作製（hand-assisted laparoscopic surgery：HALS），頸部腸管吻合が行われることが多い．リンパ節郭清の範囲にかかわらず，いずれの術式においても手術創は頸部，胸部，腹部の広範囲に及び，胸部は腸管吻合のために胸骨前後あるいは縦隔内全体にわたって剥離する．消化器手術のなかではもっとも侵襲が大きく，手術創もおおむねT1-9の広範囲に及び，強い痛みが術後少なくとも数日にわたり続く．

2 術後痛管理のストラテジー

前述のとおり，消化器手術のなかではもっとも侵襲が大きく，創部，内臓痛ともに広範囲に及ぶ．また，上腹部から胸部にかけて手術侵襲が加わるため，周術期の肺活量は開胸による食道手術では一時的に40％程度まで[1]，低侵襲手術においても20-30％の低下を認める[2]．さらに術前の栄養状態の良くない患者が多いこと，また胸部操作による反回神経への刺激で術後一時的に咳反射が抑制されることから，適切な鎮痛処置が施されないと術後に十分な呼吸と痰の喀出ができず，人工呼吸器からの離脱が困難となる．したがって，食道がん手術における周術期鎮痛は，禁忌がなければ硬膜外麻酔による周術期鎮痛を第一選択とする．痛みによる呼吸機能に与える影響を減らすべく，胸部から上腹部の鎮痛が確実に得られるよう硬膜外カテーテルを留置する（少なくともT4-8領域の確実な鎮痛を得られるようにする）．しかし，硬膜外カテーテルからの局所麻酔薬投与のみでは，頸部および腹部創部の下縁付近の鎮痛を完全に得ることは難しい．症例によっては肺気腫の合併などで呼吸機能が不良であり，硬膜外鎮痛のみでカバーできない場所の鎮痛を目的に，オピオイドやデクスメデトミジンの持続静脈内投与も積極的に考慮する．

食道がん術後は早期から経口投与が開始になることは少ない．術後5日間程度は，経口による鎮痛薬の投与は考慮しなくてよい．

3 鎮痛プロトコール 図1

食道がん手術の周術期管理は集中治療室（intensive care unit：ICU）入室の有無や麻酔科医の関与の程度も含め，施設によってかなり異なると予想されるので，筆者の所属する岡山大学における標準的な周術期管理を例として述べる．

(1) 術中

禁忌のないかぎり胸部持続硬膜外麻酔による鎮痛を第一選択とする．T7/8あるいはT8/9椎間から硬膜外カテーテルを留置し，胸部と腹部の創部については術中から硬膜外麻酔による十分な鎮痛を得られるようにする．われわれの施設においてはVATS-HALSの組み合わせがもっとも多い 図2．術中の人工気胸と気腹による腹膜伸展刺激と頸部操作の刺激を硬膜外麻

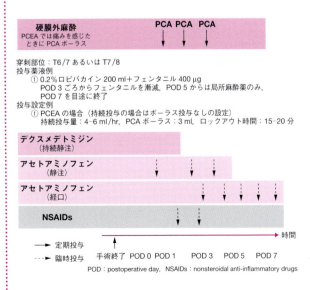

図1 食道切除術の鎮痛プロトコール：硬膜外麻酔を用いる場合

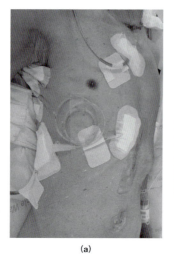
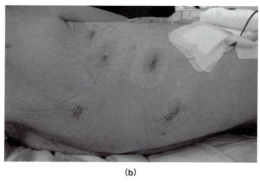

図2 われわれの施設における食道手術の手術創
(a) 頸部と腹部の手術創．腹部は hand-assisted laparoscopic surgery（HALS）により低侵襲化されている．(b) 胸部の手術創．VATS 下に施行．

酔のみで抑えることは不可能である．したがって術中はレミフェンタニルの静脈内投与が不可欠である．また，われわれの施設では手術室での覚醒・抜管は行わず，手術当日はICUで鎮静下に人工呼吸管理し，翌日，咳反射を確認してから抜管を行う．そのため，手術終了に合わせてレミフェンタニルから十分量のフェンタニル投与に切り替え，術後早期の確実な鎮痛を行う．

(2) 術後

ICU入室から翌朝にかけては，プロポフォールによる鎮静下に人工呼吸管理を行う．術後早期の鎮痛は，ICU入室時から硬膜外持続投与とデクスメデトミジンの持続静脈内投与の併用で行う．硬膜外麻酔は硬膜外患者自己調節鎮痛法（patient-controlled epidural analgesia：PCEA）とし，手術翌日覚醒・抜管までは持続投与（4-6 ml/hr），抜管後は患者本人によるボーラス投与を併用する．デクスメデトミジンは術後第2病日の朝まで継続し，その後はリハビリテーションの程度に合わせて漸減，中止とする．硬膜外麻酔のみで十分な鎮痛が得られない場合は適宜アセトアミノフェンの点滴を併用する．食道がん術後は標準で5-7日間ICUに滞在し，術後の炎症反応あるいは創部の感染などの要因で38.5℃を超える発熱を認めることも多い．術後の感染徴候の発現を見逃さないためにも，アセトアミノフェンの定期投与は行わない．

硬膜外麻酔の薬液組成は0.2％ロピバカインに3-4 µg/mlのフェンタニルを添加した溶液で開始する．術後第3病日を目途にフェンタニル濃度を半分に，第5病日を目途にフェンタニルの添加を中止し，局所麻酔薬のみの投与とする．その後2日ほどかけて持続投与量を漸減，術後1週間を目途に硬膜外投与を中止する．

術中に腸瘻チューブが挿入されており，術後第2病日から経腸栄養が開始となる．経腸栄養開始後はアセトアミノフェンの経管内投与も考慮してよいが，経腸栄養の吸収の程度は一定ではなく，投与カロリーのすべてを経腸栄養でまかなえるようになるまでは，アセトアミノフェンあるいは非ステロイド性抗炎症薬は静脈内投与するほうが確実である．

自分がこの手術を受けるなら

禁忌でないかぎり，絶対に硬膜外麻酔を希望する．開胸，VATSいずれの場合も傷は頸部，胸部，上腹部の広範囲にわたるが，術後の呼吸機能の温存を考慮し，胸部の傷を中心に効果を発揮できるよう，できればT7/8椎間から挿入してほしい．薬液は血中に入ったフェンタニルが頸部にも鎮痛効果をある程度発揮できるよう，3-4 µg/mlの濃

度でフェンタニルを添加してほしい．上述のように傷が広範囲にわたるため，PCEAとし，ボーラス投与をバイタルサインが許すなら4 mlに設定してほしい．また，ICU滞在中は痛みだけではなく，手術侵襲に伴う全身性の疲労もあるはずなので，痛みの有無にかかわらずデクスメデトミジンを併用して少し休ませてほしい．術後第3病日を目途にフェンタニル濃度を半減，第5病日からはロピバカイン濃度を半減，術後1週間を目途に硬膜外カテーテルを抜去できるよう管理してほしい．経腸栄養の開始とともにデクスメデトミジンをアセトアミノフェン定期経管内投与（400 mg/回）に切り替え，切れ間のない鎮痛管理をお願いしたい．

参考文献

1) Ann Surg 1997; 226: 369-80.
2) Surg Today 2014; 44: 1708-15.

（谷西　秀紀）

Section 3 肝切除手術

1 痛みの性状と強さ

　皮膚切開は剣状突起直下から臍上，そこから季肋部に切り込む逆L字型 図1-a であり，おおむねT7-10に及ぶ．肝臓は固形臓器であり，切除部分の侵襲は腸管の切除に比べれば少ないと考えられるが，術中は右季肋部の頭側への牽引による横隔膜周辺への侵襲や胆管周辺の侵襲も合わせ，広範囲な内臓の侵襲を伴う．上腹部の手術であり，季肋部の牽引に伴う右肺の圧迫も加わって，強い痛みは周術期の呼吸機能の低下を引き起こす[1]．

　現在の標準術式は開腹手術であるが，近年，肝腫瘍が表層で小さい場合には，腹腔鏡下での部分切除あるいは区域切除 図1-b を選択する施設が増えている．近い将来，肝切除の手術侵襲は大幅に小さくなる可能性がある．

2 術後痛管理のストラテジー

　開腹手術は手術侵襲の及ぶ範囲が広範囲かつ強い．抗凝固薬の使用などが禁忌となる患者背景がないかぎり，胸部持続硬膜外麻酔の併用を第一選択とする．硬膜外麻酔の併用が難しい場合はオピオイドの持続静脈内投与あるいは経静脈的患者自己調節鎮痛法（intravenous patient-controlled analgesia：iv-PCA）を行う．われわれの施設では，経口水分は手術翌日から再開，流動食は術後第3病日から開始となるため，それまでの補助鎮痛処置は静脈内投与で行うことを原則とする．なお，肝切除術でも術後回復強化（enhanced recovery after surgery：ERAS）プログラムの考え方が導入されつつあるが，そこでは術後の硬膜外麻酔は推奨されていない[2]．将来的に経口摂取の再開がさらに早まる方向であることは間違いなく，腹腔鏡下手術の普及を考慮すると，今後，肝切除術後の鎮痛法は大きく変わる可能性がある．現状でも通常の肝切除では腸管への直接侵襲はほとんど加わらないため，術後の消化管運動を早期に回復させ，経口摂取にスムーズに移行できるよう配慮する．

　重篤な肝硬変を合併している場合，また，肝切除体

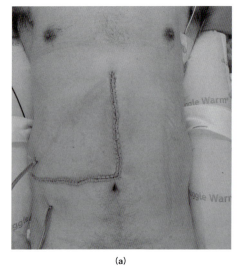 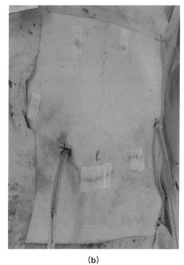

(a) (b)

図1　肝切除手術の手術創
（a）開腹手術．（b）腹腔鏡下手術．

積の大きい場合は術後肝予備能が低下することが多く，肝代謝が主であるアセトアミノフェンの投与は避ける．補助鎮痛は非ステロイド性抗炎症薬（nonsteroidal anti-inflammatory drugs：NSAIDs）の静脈内投与が主となる．痛みの程度に合わせて適宜（6–8時間の投与間隔が必要）静脈内投与を行う．投与時に血圧が低下することがあり，術後早期は厳重なモニタリング下に緩徐に投与する．

NSAIDsの投与が禁忌などの理由でアセトアミノフェンを投与せざるをえない場合は，十分に肝予備能が保たれていることを確認し，投与前後の肝機能のチェックを必ず行う．

3 鎮痛プロトコール 図2

(1) 術中

禁忌となる患者背景がないかぎり，胸部持続硬膜外カテーテルを留置する．皮膚切開部を中心に薬液の効果が発揮されるよう，T9/10椎間から硬膜外カテーテルを4–5 cm挿入し，少なくともT5–12の鎮痛を得られるようにする．術中は1–1.5％のリドカインあるいは0.2–0.375％のロピバカインを使って十分な鎮痛が得られるよう配慮する．右季肋部の牽引に伴って横隔膜が牽引されるためか，上記の範囲以下の鎮痛が得られている場合も手術の進行に伴って痛み反応を示す症例も多い．この場合はレミフェンタニルあるいはフェンタニルを用いて十分な鎮痛を行う．術中の硬膜外麻酔は持続投与に加え適宜3–4 mlのボーラス投与を併用するほうが牽引痛には効果があるかもしれない．近年，術中の肝うっ血による出血を予防するために輸液を制限することも多く，ボーラス投与の場合は投与後の血圧低下に注意を払う．抗凝固薬の使用などで硬膜外麻酔が禁忌の場合は，術中からオピオイドを十分に用いた十分な鎮痛を行う．具体的にはレミフェンタニルのみではなく，術後にその効果が残るようフェンタニルも十分量使用して，術後早期の鎮痛を図る．硬膜外麻酔を使用しない場合は，腹膜閉鎖前に術者によって創周辺の腹膜上に直視下に局所麻酔薬を投与（0.375％ロピバカインを片側につき20 ml投与）する，あるいは創部にカテーテルを留置して局所麻酔薬を持続投与する[3]ことで，術後痛を抑えることができるかもしれない．

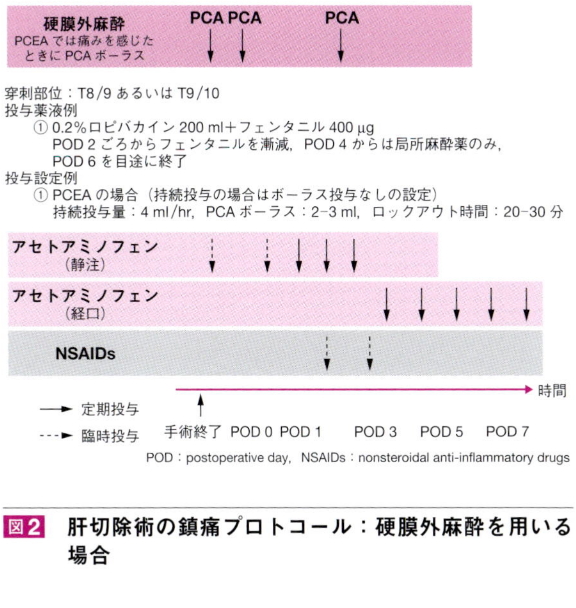

(2) 術後

【持続硬膜外麻酔】

硬膜外カテーテルを留置できる場合は第一選択となる．0.2％ロピバカインに2 µg/mlのフェンタニルを添加した薬液を用い，硬膜外患者自己調節鎮痛法（patient-controlled epidural analgesia：PCEA）で投与する．投与設定は持続投与4 ml/hr，ボーラス投与：3–4 ml，ロックアウト時間：20分とする．術中に硬膜外麻酔がよく効いていると思っていても，術直後は時に強い痛みを訴えることがあり，この場合はNSAIDsの静脈内投与を併用する．術後集中治療室（intensive care unit：ICU）入室となる場合は，ICU滞在中にデクスメデトミジンを併用することも一つの方法かもしれない．

【硬膜外麻酔を施行できないとき】

硬膜外カテーテルの禁忌の場合はフェンタニルによるiv-PCAを行う．手術当日から翌日（ICU滞在中）にかけての設定は持続投与で20–30 µg/hr，ボーラス投与：20 µg，ロックアウト時間：10–15分を基本とする．必要に応じてデクスメデトミジンの持続静脈内投与も併用してよいが，多くの場合，手術翌日には一般病棟に移動するため短期間で中止できるよう，また投与量が多くなりすぎないように配慮する．フェンタニルは主に肝臓で代謝されるため，一般病棟では持続投与を中止し，呼吸抑制の発生をできるかぎり減らす．

図2 肝切除術の鎮痛プロトコール：硬膜外麻酔を用いる場合

自分がこの手術を受けるなら

禁忌がなければ間違いなく硬膜外麻酔を希望する．T7-9領域を中心に効果を発揮できるよう，T9/10より硬膜外カテーテルを留置し，PCEAでお願いしたい．薬液にはフェンタニル（2-3 μg/ml）添加してほしい．この薬液組成で術後第3病日まで維持，その後の薬液更新でフェンタニル半減，さらにその次の更新でフェンタニルなしとし，これが終わった段階（術後第5-7病日の間）で硬膜外カテーテルを抜去してほしい．痛みが完全に取れないようであれば，適宜NSAIDsの投与（術後第3病日まではフルルビプロフェン静脈内投与，それ以降はロキソプロフェンの経口投与）をお願いしたい．

参考文献

1) Am J Surg 1976; 131: 291-4.
2) World J Surg 2016; 40: 2425-40.
3) ANZ J Surg 2015; 85: 16-21.

（谷西　秀紀）

Section 4 腹腔鏡下胆嚢摘出術

1 痛みの性状と強さ

　ポートの位置は，臍上，上腹部正中，右側腹部に2か所の計4か所であり，知覚神経領域はT7-11にわたる図1．また，腹腔鏡による腹壁全体の伸展も加わって術中の腹部に対する侵襲はある程度存在する．ただ，一番大きな臍部ポートでも約10 mm程度（最新の内視鏡装置であれば10 mm以下のこともある）と皮膚切開が小さく，また，手術操作が胆嚢周辺にとどまるため，術後痛はそれほど強くない．ただし，ベースに慢性胆嚢炎を繰り返しており，周辺癒着の激しい症例では，開腹胆嚢摘出に移行することもある．この場合は剣状突起から臍周囲（ときには臍下）まで皮膚切開が及び，摘出する臓器に比して皮膚切開範囲が大きくなるため，術後痛は強い．

2 術後痛管理のストラテジー

　本術式では，通常数時間後（当院では4時間後）から飲水再開，手術翌日には食事を開始し，術後第3病日には退院となるため，このプロトコールに沿った鎮痛薬の投与が必要である．
　皮膚切開が小さく，腹腔内操作も胆嚢周囲に限られていること，また手術翌日にはほぼ術前の日常生活動作（ADL）に戻ることから，硬膜外麻酔は通常必要としない．ただし，慢性胆嚢炎症例で胆嚢周囲の強い癒着が予想され開腹への移行の確率の高い場合は，主治医と相談のうえ硬膜外麻酔の併用を考慮する．術後早期より飲水，食事が再開となるため，消化管運動を低下させる可能性があるオピオイドの全身投与も推奨されない．したがって，術中の十分な鎮痛と適切な局所麻酔法の併用，術後のアセトアミノフェンあるいは非ステロイド性抗炎症薬（nonsteroidal anti-inflammatory drugs：NSAIDs）の使用が主たる役割を担う．

3 鎮痛プロトコール 図2

(1) 術中

　十分な深度の全身麻酔で，気腹による腹壁伸展刺激を含めてシャットアウトする．術中の鎮痛はレミフェンタニルで十分にコントロールできるが，術後早期の鎮痛を期待してフェンタニルも必要十分量使用しておく．

【術中の局所麻酔法】
　周術期の腹横筋膜面ブロックが術後痛を軽減させる

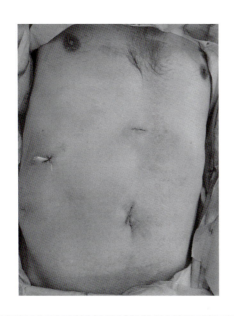

図1　腹腔鏡下胆嚢摘出術のポート位置

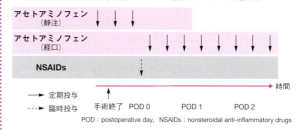

図2　腹腔鏡下胆嚢摘出術後の鎮痛プロトコール

かもしれない[1]．術後，できるかぎり長時間の鎮痛作用を得るために，手術終了後ドレープをはがす前に腹横筋膜面ブロックを施行する．ただし上腹部の傷には無効であり，また右側腹部の創にドレーンが挿入される場合は右側の腹横筋膜面ブロックが困難な場合があるため，必要に応じてポート創部への局所麻酔薬の注入も考慮する．各ポートへの局所麻酔薬の投与でも必要な鎮痛は得られるかもしれない[2]が，現状では腹横筋膜面ブロックを行うほうがより確実である[3]．

(2) 術後

痛みの有無にかかわらず，手術終了時からアセトアミノフェンを6時間ごとに定期投与する（術直後は静脈内投与で，経口可能となった時点で内服に移行する）．定期投与のみで鎮痛が困難な場合はNSAIDsを鎮痛薬として使用する．術直後はフルルビプロフェンの静脈内投与を行い，経口摂取可能となった時点で内服薬に切り替える．

自分がこの手術を受けるなら

創自体は一番大きな正中のカメラポートでも10 mm程度なので，硬膜外麻酔，オピオイドの経静脈的患者自己調節鎮痛法は希望しない．手術終了までにアセトアミノフェン1,000 mgの静脈内投与を，また，閉創時にすべてのポートの腹膜直上に局所麻酔（0.375％ロピバカインで総量約20 ml）をお願いしたい．腹横筋膜面ブロックはより有効であろうが，すべてのポートの傷をカバーできないため，創部局所麻酔を優先してほしい．術後は食事が再開になるまでは6時間ごとにアセトアミノフェンの静脈内投与を，その後は退院2日後までアセトアミノフェンを定期で経口投与してほしい．レスキューでNSAIDsを使用する場合は，個人的には消化器系の副作用を少しでも避けたいため，ジクロフェナク坐剤を希望する．

参考文献

1) Anesth Analg 2012; 115: 527-33.
2) 麻酔 2001; 50: 1201-4.
3) J Anaesthesiol Clin Pharmacol 2012; 28: 339-43.

（谷西　秀紀）

Section 5 膵頭十二指腸切除術

1 痛みの性状と強さ

皮膚切開は剣状突起直下から臍下にわたり，T7-11に及ぶ．また，胃遠位部から回腸，さらには吻合のための空腸の切離と内臓への侵襲も広範囲に及び，体表・内臓ともに強い痛みが予想される．上腹部の手術であるため，強い痛みは一時的な周術期呼吸機能の低下を引き起こす[1]．

近年，腹腔鏡下膵頭十二指腸切除術も始まりつつあるが，現在のところ，この術式はごく限られた施設のみで行われている．当面は開腹手術が標準術式であることに変わりないだろう．

2 術後痛管理のストラテジー

術後の消化管運動の早期の回復とともに，適切な鎮痛を行うことで周術期の呼吸機能の低下をできるかぎり避けることを，術後痛管理のエンドポイントとする．

術前からの抗凝固薬の内服など，禁忌となる患者背景がないかぎり，胸部持続硬膜外麻酔の併用を第一選択とする．硬膜外麻酔の併用が難しい場合はオピオイドの持続投与あるいは静脈内患者自己調節鎮痛法（intravenous patient-controlled analgesia：iv-PCA）を行う．

膵頭十二指腸切除後は，経口水分は手術翌日から再開になることもあるが，少なくとも数日は経腸栄養を含めた食事は再開されない．したがって術後約5日間の補助鎮痛処置は静脈内投与で行う．アセトアミノフェンあるいは非ステロイド性抗炎症薬（nonsteroidal anti-inflammatory drugs：NSAIDs）の静脈内投与を主とし，アセトアミノフェンの6-8時間ごとの定期投与を考慮してもよい（硬膜外カテーテルを留置していない症例では必須と考える）．ただし，膵臓の剥離・切離に伴って周術期のバイタルサインが不安定になることが多いこと，また周術期の発熱をマスクする可能性もあることから，約束処方としての定期投与は行わないほうが賢明であろう．術後回復強化（enhanced recovery after surgery：ERAS）プログラムの普及で近年，経口再開時期がすこしずつ早くなりつつあり[2]，オピオイドの静脈内投与を行う場合は腸管運動機能の維持に配慮する．

3 鎮痛プロトコール

(1) 術中

禁忌となる患者背景がないかぎり，胸部持続硬膜外カテーテルを留置する．皮膚切開部を中心に薬液の効果が発揮されるよう，T9/10椎間から硬膜外カテーテルを4-5 cm挿入し，少なくともT5-12の鎮痛を得られるようにする．術中は1-1.5％のリドカインあるいは0.2-0.375％のロピバカインを使って十分な鎮痛を得られるよう配慮する．投与方法はボーラス投与，持続投与どちらでもかまわないが，膵への直接侵襲による炎症反応が加わったのちは，ボーラス投与による極端な血圧低下に十分注意を払う．抗凝固薬の使用などで硬膜外麻酔が禁忌の場合は，術中から術後を見据えた十分な鎮痛を行う．具体的にはレミフェンタニルのみではなく，術後にその効果が残るようフェンタニルも十分量使用して術後早期の鎮痛を図る．硬膜外麻酔を使用しない場合は，腹膜閉鎖前に術者によって腹直筋鞘から局所麻酔薬を投与（0.375％ロピバカインを片側あたり約20 ml投与）することで，術後早期の痛みをある程度抑えることができるかもしれない．

(2) 術後

【持続硬膜外麻酔】

硬膜外カテーテルを留置できる場合は第一選択となる 図1．0.2％ロピバカインに2 µg/mlのフェンタニルを添加した薬液を用い，4-6 ml/hrの持続投与をベースとする硬膜外患者自己調節鎮痛法（patient-controlled epidural analgesia：PCEA）を基本とする．ただ膵臓への侵襲のため手術当日から翌日にかけては血圧が低下傾向にあることも多く，血圧が低めの場合はボーラス投与はなし，あるいは約2 mlとし，ロックアウト時間も20-30分と長めの設定とする．一般的には術翌日から経口水分は開始，食事（流動

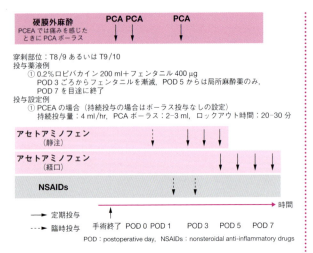

図1 膵頭十二指腸切除術の鎮痛プロトコール：硬膜外麻酔を施行する場合

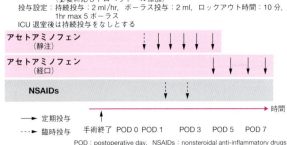

図2 膵頭十二指腸切除術の鎮痛プロトコール：硬膜外麻酔が施行できない場合

食）開始は術後3-4日後となるため，追加補助鎮痛は静脈内投与を基本とする．発熱や血圧低下傾向にあるため定期投与は行わず，痛みが増強した際に，アセトアミノフェン1,000 mgを30分程度かけて緩徐に投与する．NSAIDsは時に著明な血圧低下をもたらす場合があるため，投与の際には厳重な血圧監視を行う．食事開始にほぼ時を合わせてフェンタニルの添加を漸減・中止し腸管機能の維持に努め，術後5-6日を目途に硬膜外持続投与を終了する．

【硬膜外麻酔が施行できないとき】

硬膜外カテーテルのない場合はオピオイドによるiv-PCAを基本とする 図2．手術当日から翌日（ICU在室中）にかけてはフェンタニルをバックグラウンド投与：20-30 μg/hr，ボーラス投与：20 μg，ロックアウト時間：10-15分を基本とする．必要に応じデクスメデトミジンの持続静脈内投与も併用してよいが，多くの場合，手術翌日には一般病棟に移動するため，短期間で中止できるよう投与量の配慮を行う．一般病棟への移動に合わせオピオイドの投与は中止し，病棟における呼吸抑制の発生をできるかぎり低減させる．追加鎮痛処置としてのアセトアミノフェンの静脈内投与は，できれば6-8時間ごとの定期投与とし，術後3-4日を目途にオピオイド投与を中止し，経口摂取開始時の腸管機能の回復に努める．

自分がこの手術を受けるなら

創は剣状突起から臍下にわたり広範囲の鎮痛が必要になるため，禁忌がないかぎり硬膜外麻酔を希望する．上腹部の痛みは術後の呼吸機能の低下に影響するため，T7-9領域を中心に効果を発揮できるようT8/9あるいはT9/10より硬膜外カテーテルを留置してほしい．薬液にはフェンタニル（2-3 μg/ml）を添加してほしい．可能なかぎりPCEAでお願いしたいが，時に手術侵襲に伴う循環系の不安定さから，硬膜外のボーラス投与によって血圧が著明に低下する場合がある．このような場合，硬膜外は持続投与のみとし，フェンタニルによるiv-PCAを併用してほしい．この場合，バックグラウンド投与はなしとし，もし硬膜外にドロペリドールが入っていない場合はフェンタニル1,000 μgに対して0.5 ml（1.25 mg）の割合で添加してほしい．循環系が安定しているようであれば，痛みの有無にかかわらず，硬膜外カテーテル留置中あるいはフェンタニルによるiv-PCAの施行中は，アセトアミノフェンの定期静脈内投与を6時間ごとにお願いしたい．

参考文献

1) Am J Surg 1976; 131: 291-4.
2) Clin Nutr 2012; 31: 817-30.

（谷西　秀紀）

Section 6 腹壁瘢痕ヘルニア手術

1 痛みの性状と強さ

　腹腔鏡下と開腹のどちらで修復を行うかは，腹壁瘢痕ヘルニアの大きさによって決まる．いずれも腹腔内の操作を伴わないため，手術自体の侵襲は腹膜より皮膚側に限られており，手術に伴う痛みはほぼ体性痛である．腹膜の補強のためにメッシュなどの人工物を挿入することが多く，特に開腹手術の場合は術後に腹膜周辺の解剖学的構造が変わることも本術式の特徴である．

2 術後痛管理のストラテジー

　手術操作が術後の消化管機能に与える影響は少ないため，術後早期より経口摂取が可能になるという想定のもとで鎮痛計画を策定する．

　腹腔鏡下での手術の場合はメッシュ挿入後に修復部腹膜への局所麻酔薬の直接浸潤が術後早期の痛みに対し効果的である[1)2)]．開腹による腹壁瘢痕ヘルニア手術における神経ブロックの報告は少ないが，小児の臍ヘルニアにおける腹直筋鞘ブロックは有効であり[3)]，腹直筋鞘への局所麻酔薬の浸潤は成人においても効果的であろう．ただ，術前のヘルニアの存在と術中のメッシュ挿入による解剖学的構造の変化がブロックの効果に与える影響が不定であること，また，手術野とブロック針挿入位置が重複しており，創部の感染を合併した場合にブロック手技やブロック関連器具（超音波プローブなど）に起因する可能性が否定できない．したがって麻酔科医によるブロックは避け，清潔野を保ったまま閉創時に術者により腹直筋鞘あるいはメッシュ腹膜固定部に直接局所麻酔薬を注入するのがもっとも確実である．皮膚切開の範囲が大きい場合は持続硬膜外麻酔の使用を考慮してもよいが，術後の消化管運動の維持に細心の注意を払う．

　腹直筋鞘ブロックの効果は長くて半日程度であり，体性痛が中心であることからもアセトアミノフェン，または非ステロイド性抗炎症薬（nonsteroidal anti-inflammatory drugs：NSAIDs）の併用が推奨される．オピオイドの全身投与は消化管運動を低下させる可能性があり，推奨しない．

3 鎮痛プロトコール 図

(1) 術中

　腸管切除など内臓への直接的な操作はないが，ヘルニア部とその周囲の腹膜・腹壁に対する侵襲が加えられる．また腹腔鏡下手術の場合は腹膜全体が伸展されることによる疼痛も出現する．したがって，術中はレミフェンタニルなどのオピオイドを用いて十分な鎮痛を図る．創が広範囲に及ばないのであれば，硬膜外麻酔は必要としない．直接縫合あるいはメッシュを用いて固定を行ったのち，腹膜を閉鎖する前に術者に依頼して腹直筋鞘に直視下（腹腔鏡下の場合は固定部の腹膜）に局所麻酔薬を注入する．局所麻酔薬は術後できるだけ長い間の鎮痛効果を期待して，長時間作用性局所麻酔薬（0.375％ロピバカインあるいは0.25％レボブピバカイン）を片側につき15-20 ml使用する（腹直筋鞘ブロックの場合，体重の少ない患者については局所麻酔薬中毒に注意し，3 mg/kg以内にとどめる．傷が大きくて大量に局所麻酔薬が必要な場合は，濃度を下げることで調整する）．

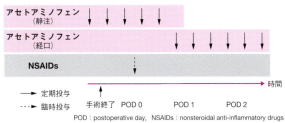

図　腹壁瘢痕ヘルニア根治術後の鎮痛プロトコール

(2) 術後

　痛みの有無にかかわらず，手術終了後からアセトアミノフェンを6時間ごとに定期投与する（術直後は静脈内投与で，経口摂取可能となった時点で内服に移行する）．定期投与のみで鎮痛が困難な場合はNSAIDsを追加鎮痛薬として使用する．術直後はフルルビプロフェンの静脈内投与，経口摂取可能となった時点で内服薬に切り替える．

自分がこの手術を受けるなら

　硬膜外麻酔・麻酔科医による体幹神経（腹直筋鞘）ブロックともに希望せず，術者による腹直筋鞘への局所麻酔薬の浸潤を希望する．開腹手術であれば閉創前あるいはメッシュ固定前に，0.375％のロピバカインを片側につき約20 mlずつ投与してほしい．また，術中フェンタニルをやや多めに投与してもらい，オピオイドが残った状態で覚醒させるとともに，皮膚皮下の痛みに対しては手術終了前にアセトアミノフェン1,000 mgの静脈内投与を施行してほしい．術後は痛みの有無にかかわらず，定期のアセトアミノフェン投与（飲水再開までは6時間ごとの静脈内投与，その後は経口投与）を希望する．レスキューとして用いるNSAIDsは，個人的にはジクロフェナク坐剤を第一選択としてほしい．

参考文献
1) JAMA Surg 2015; 150: 835-40.
2) JSLS 2006; 10: 345-50.
3) JAMA Surg 2013; 148: 707-13.

（谷西　秀紀）

Chapter 5

下腹部手術

Section 1 開腹結腸切除術
～硬膜外麻酔を施行する場合～

Section 2 開腹結腸切除術
～硬膜外麻酔が施行できない場合～

Section 3 腹腔鏡下結腸切除術

Section 4 腹腔鏡下鼠径ヘルニア修復術

Section 5 試験開腹術

Section 1 開腹結腸切除術 〜硬膜外麻酔を施行する場合〜

1 痛みの性状と強さ

　皮膚切開の範囲は広く，臍から恥骨レベル（皮膚の知覚神経としてはT10-12）に及ぶ．皮膚だけでなく筋肉，腹膜などが障害されるため体性痛が強い．また，腸管操作に伴う侵襲および消化管運動による内臓痛の要素も加わる．内臓から中枢への刺激は自律神経線維とともに神経線維を走行し，中枢に送られるが，求心性の神経支配領域が広いため，内臓痛は，体性痛と比較して痛みの部位を同定しにくく，漠然とした重苦しい痛みとして感じられる．下腹部手術である本術式は，上腹部と比較すると術後痛は軽度とされるが，術後1日目の痛みの強い順番に術式を列挙したAnesthesiology誌のレビュー[1]において，開腹S状結腸切除術の術後1日目の痛みの強さは176症例中65位と高いレベルにあり，ダメージを受けた組織の早期回復のために，適切な術後痛管理が必要である．

2 術後痛管理のストラテジー

　術後の消化管運動の早期回復をエンドポイントに想定して鎮痛計画を策定する．近年，普及しつつある術後回復強化（enhansed recovery after surgery：ERAS）プロトコールは本術式から導入されたため，多くのエビデンスがある[2]．術後痛管理のポイントは以下の3つである．

(1) 持続胸部硬膜外麻酔の使用

　施行できない患者背景がないかぎり，持続胸部硬膜外麻酔を施行する．局所麻酔薬に少量のオピオイドを添加した混合液を用いて術後48-72時間継続することが推奨されている．消化管運動を亢進させるだけでなく，侵襲反応に対するインスリン抵抗性の抑制やタンパク異化の抑制および合成亢進など代謝面でのメリットもある．

(2) 非ステロイド性抗炎症薬（nonsteroidal anti-inflammatory drugs：NSAIDs）の使用

　突出する痛みに対し，副作用が比較的少ないシクロオキシゲナーゼ（cyclooxygenase：COX)-2に選択性の高いNSAIDsの使用が推奨されているが，現在，わが国にCOX-2選択性の高いNSAIDsの静注液はない．また，NSAIDsではないが，アセトアミノフェンの使用も推奨される．

(3) オピオイドの全身投与を避ける

　消化管運動を低下させるだけでなく，術後悪心・嘔吐（postoperative nausea and vomiting：PONV)，鎮静，呼吸抑制などの副作用の可能性があるため，経静脈的患者自己調節鎮痛法（iv-PCA）などオピオイドの全身投与は推奨されない．

3 鎮痛プロトコール 図

(1) 硬膜外麻酔

　皮節部位に効果が得られるようにT12/L1から穿刺し，カテーテルを3-4 cm留置する．

❶ **薬液内容**：0.1-0.2%ロピバカインあるいは0.125-0.25%レボブピバカインに2-4 μg/mlのフェンタニルまたは0.0125-0.025 mg/mlのモルヒネを混合する．ドロペリドールを混合することでPONVを抑制できるとする報告があるが，ドロペリドールの硬膜外投与に保険適用はない．

❷ **投与設定**：〈A．自己調節硬膜外鎮痛法（patient-controlled epidural analgesia：PCEA）の場合〉持続投与：4-6 ml/hr，ボーラス：2-3 ml，ロックアウト時間：10-30分．〈B．PCEAでない場合〉持続投与：4-6 ml/hr．適切な持続投与量については，諸説あるが，日本人の場合，身長155 cm以上で6 ml/hr，155 cm未満で4 ml/hrが目安となる[3]．

(2) アセトアミノフェン

　追加鎮痛薬としてではなく，痛みの有無にかかわらず，1,000 mgを手術終了時から6時間ごとに3日間，定期反復投与する（術直後は静注，経口可能となった時点で経口に変更）．

(3) 追加鎮痛薬

　PCEAを使用している場合は患者自己調節鎮痛法

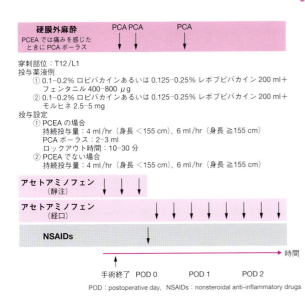

図 開腹結腸切除術の鎮痛プロトコール（硬膜外麻酔が可能な場合）

(patient-controlled analgesia：PCA) ボーラス，またはNSAIDsを使用する．術直後はフルルビプロフェンの静注，経口可能となった時点でCOX-2選択性の高い内服薬に変更する．

自分がこの手術を受けるなら

　間違いなく硬膜外麻酔を希望する．PCAのボーラスが，果たしてどのくらい効果があるのか確かめてみたいので，PCEAで管理してほしい．私は痛みに弱く，一度効果を実感できたら，かなりPCAボーラスを使用する気がするので，混合されたオピオイドの影響で吐きそう．保険適用ではないが，安価なので，ドロペリドールを術中の静脈内投与に加えて，硬膜外投与薬液に2.5 mg（1 ml）添加してほしい．

　硬膜外麻酔が十分に効いていれば，アセトアミノフェンは不要な気もするが，その効果も確認してみたいので6時間おきに投与してほしい．2日目以降は経口が推奨されているが，アセトアミノフェンは錠剤が大きく飲みにくいためNSAIDsだけでよい．また，痛みが取れなかった場合はNSAIDsも使用してほしいが，坐剤は避けたいので，内服かフルルビプロフェンを希望する．

参考文献
1) Anesthesiology 2013; 118: 934-44.
2) Clin Nutr 2012; 31: 783-800.
3) 日臨麻会誌 2008; 28: 319-24.

（新山　幸俊）

Section 2 開腹結腸切除術
～硬膜外麻酔が施行できない場合～

1 はじめに

近年，高齢化や食生活の変化などに伴い，心・血管系疾患を合併している患者が増加している．そういった患者に対しては，術前から抗凝固療法が施行されている場合がある．また，その他の患者背景や術後肺塞栓に対する予防目的で術後早期から抗凝固療法が導入されているなどの理由で，硬膜外麻酔を施行できない場合がある．本項では，硬膜外麻酔を施行できない症例に対する術後痛管理法について解説する．

2 術後痛管理のストラテジー

鎮痛効果の高いオピオイドが主体となるが，オピオイドは消化管運動を抑制するだけでなく，悪心・嘔吐，食思不振，鎮静，呼吸抑制などを来し，術後の機能回復を遷延させる可能性がある．また，非ステロイド性抗炎症薬（nonsteroidal anti-inflammatory drugs：NSAIDs）も高い鎮痛効果を有するが，消化管障害，腎障害，血小板機能低下などの副作用があり，頻回に使用することはできない．したがって，この場合，マルチモーダル鎮痛の観点から体幹神経ブロックおよびアセトアミノフェン用いて，相乗的な鎮痛効果を得つつ，オピオイドやNSAIDsの必要量を少なくする必要がある．

3 鎮痛プロトコール　図

(1) オピオイド

海外では，エビデンスの多さ，コスト面から，主にモルヒネが用いられるが，わが国ではフェンタニルが多く用いられている．経静脈的患者自己調節鎮痛法（intravenous patient-controlled analgesia：iv-PCA）が導入されていない施設では，フェンタニルによる持続投与が行われていることも多い．

モルヒネは作用時間が長く，鎮静や呼吸抑制などの重篤な合併症を生じる可能性があるため，バックグラウンド投与としての持続投与併用は行うべきではない．

一方，フェンタニルは作用時間が短いため，持続投与を併用することが多いが，副作用の発現や離脱する際の調整（持続投与を減量していく経過での診察，手間など）が問題となる．

【フェンタニル（iv-PCA）】
❶ 薬液内容：フェンタニル2,000 µg（40 ml）＋ドロペリドール2.5 mg（1 ml）＋生理食塩液59 ml，計100 ml（フェンタニル20 µg/ml）．
❷ 投与設定：持続投与：1 ml/hr，ボーラス投与：1 ml，ロックアウト時間：10−15分．

【フェンタニル（静脈内持続投与）】
❶ 薬液内容：フェンタニル1,000 µg（20 ml）＋ドロペリドール2.5 mg（1 ml）＋生理食塩液29 ml，計50 ml（フェンタニル20 µg/ml）．
❷ 投与設定：持続投与：1 ml/hr．

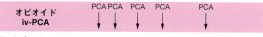
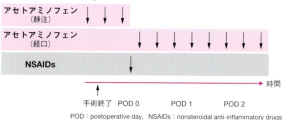

図　開腹結腸切除術の鎮痛プロトコール（硬膜外麻酔が施行できない場合）

【モルヒネ（iv-PCA）】

❶ **薬液内容**：モルヒネ50 mg（5 ml）＋ドロペリドール2.5 mg（1 ml）＋生理食塩液44 ml，計50 ml（モルヒネ1 mg/ml）．

❷ **投与設定**：持続投与：なし，ボーラス投与：1 ml，ロックアウト時間：10-15分．

合併症とモニタリング：上記内容はあくまでも参考で，患者背景を十分に考慮して薬液内容や投与設定を調整することが必要である．オピオイドによる重篤な合併症として，鎮静，呼吸抑制が生じる可能性がある．SpO_2が低下するよりも先に呼吸数が低下するため[1]，呼吸数を連続的にモニタリングすることが望ましい．

(2) 体幹神経ブロック

エコーガイド下に腹横筋膜面（transversus abdominis plane block：TAP）ブロックを施行する．中腋窩線からのアプローチではT10-12，中腋窩線よりも後方からのアプローチであればT6-L1の鎮痛域が得られる．鎮痛域は薬液の投与量に影響し，片側に15 ml以上投与するべきである[2]．薬剤としては，作用時間の長いロピバカインやレボブピバカインを用いるが，使用量が多くなるため，どちらも極量とされている3 mg/kgを超えないようにする．血中濃度は遅発性に上昇する．術後に施行すると，帰室後，一般病棟で局所麻酔薬中毒が発現する可能性があるため，術前に施行すべきである．

効果は5-12時間程度持続し，安静時痛を抑えるが，体動時の痛みを抑えることはできないとされる．エビデンスが乏しいため，推奨しないガイドラインもある[3]．

創部への局所浸潤麻酔についてもエビデンスは十分でないが，マルチモーダル鎮痛の観点から術前に体幹神経ブロックが施行されていない場合は追加すべきであろう．

(3) アセトアミノフェン

NSAIDsと混同されやすいが，まったく作用機序の異なる薬剤である．また，他の薬剤の鎮痛効果を底上げする作用があるため[4]，痛みの有無にかかわらず，1,000 mgを6時間おきに2-3日間，定期反復投与する（術直後は静注，経口可能となった時点で経口に変更）．

(4) NSAIDs

突出する痛みに対し，追加鎮痛薬として使用する．術直後の経口できない時期や痛みの強い時期は効果発現の速やかな静脈内投与が望ましい．麻酔からの覚醒前に十分な鎮痛を図りたいところであるが，静注液であるフルルビプロフェンには麻酔中の保険適用はない．

経口可能となった時点でCOX-2選択性の高いNSAIDsの内服に変更する．麻酔からの覚醒前に十分な鎮痛を図りたいところだが，フルルビプロフェンは術後の保険適用しかないため，麻酔中の投与は避けるべきである．

自分がこの手術を受けるなら

オピオイドはiv-PCAで投与してほしい．ただ，副作用が心配なので，できるだけ早く離脱したい．使用するオピオイドは，モルヒネでもよいが，手術終了時に痛みを感じないようにタイトレーションを十分にやってくれるかどうかが少々心配だ．したがって，持続投与である程度，血中濃度が保たれるフェンタニルがよいが，バックグラウンドの持続投与は適宜調整して早めにオピオイドから離脱してほしい．体幹神経ブロックは，その効果を実感できるかどうか分からないが，ぜひ施行してほしい．また，アセトアミノフェンは手術終了直後から痛みの有無にかかわらず6時間おきに使用してほしい．NSAIDsは追加鎮痛薬として使用したいので，術後すぐには使用せずに病棟で使用できるカードとして残しておいてほしい．しつこいようだが，坐剤は避けたいのでフルルビプロフェンを使用してほしい．

参考文献

1) Chest 2004; 126: 1552-8.
2) Reg Anesth Pain Med 2012; 37: 193-209.
3) PROSPECT http://www.postoppain.org/
4) Clin Pharmacol Ther 1986; 39: 89-93.

（新山 幸俊）

Section 3 腹腔鏡下結腸切除術

1 痛みの性状と強さ

　摘出や腸管吻合に際し，下腹部の小開腹が必要ではあるが，開腹術と比較すると侵襲は非常に小さい．侵襲の範囲は，小開腹の範囲は臍下から恥骨の上のレベル（皮膚の知覚神経としてはT10-12）．その他に内視鏡のポートが挿入される部位の侵襲が加わる．ポートの個数も近年では単孔式が普及してきており，減少傾向にあり，さらに侵襲は小さくなっている．内臓痛については，切除する消化管の部位および範囲によって異なる．また，近年ではロボット支援手術による手術も行われるようになっている．2018年，本術式は保険収載されるため，今後，普及していくものと考えられるが，本術式の侵襲の程度などについては，十分に解明されていない．本来であれば低侵襲の手術であるはずだが，肛門周囲の筋肉を剝離する場合などは十分な鎮痛が行われていなければ強い痛みを訴えることがあり，適切な術後鎮痛が必要である．ただし，本術式における術後痛管理法にコンセンサスは得られておらず，今後の報告を待ちたい．本項では，現在，一般的に行われている腹腔鏡下手術について解説する．

2 術後痛管理のストラテジー

　もともと術後の回復が早く，腹腔鏡下結腸切除術における術後回復強化（enhanced recovery after surgery：ERAS）の効果については懐疑的な意見もあったが，2013年には腹腔鏡下結腸切除術のERASプロトコール[1]が発表され，その有用性が明らかにされた．開腹術の術後痛管理と大きく異なる2つの点と補足事項を以下に記す．

(1) 持続胸部硬膜外麻酔を行わない

　硬膜外麻酔にはさまざまな，ときに重篤な合併症が認められる．本術式では，侵襲が開腹と比較して軽微なため，硬膜外麻酔は推奨されず，むしろ避けるべきとされている．術式を考慮するに硬膜外麻酔は確かに侵襲に対して過剰と考えられる．小切開部の体性痛を抑えるために，体幹神経ブロックは推奨されている．切開部を考慮すると，腹横筋膜面（transversus abdominis plane：TAP）ブロックが適用と考えられる．

(2) オピオイドの全身投与を推奨

　開腹術とは異なり，経静脈的患者自己調節鎮痛法（intravenous patient-controlled analgesia：iv-PCA）などオピオイドの全身投与が推奨されている．消化管運動の早期回復という視点からは矛盾しているように思われるが，いくつかの報告で本術式においては，オピオイドで管理した場合と持続硬膜外麻酔で管理した場合とで，術後の消化管運動の回復の程度は同等であることが示されている[2]．薬剤としてはフェンタニルとモルヒネが用いられるが，わが国ではフェンタニルの使用頻度が高い．作用時間が短いため，持続投与が併用されるが，術後の早期離床を図るためにはiv-PCAからの適切な離脱が必要である．そのためには症状や副作用を確認しながら持続投与を漸減する必要があるが，これには手間がかかる．一方，モルヒネは作用時間が長く，持続投与は不要である．侵襲が開腹と比較して軽度であることを考慮すると，モルヒネを選択したほうがよいかもしれない．手術終了時に痛みが自制内になるよう十分なタイトレーションを行うことが大前提である．

　また，モルヒネについては，0.15-0.2 mgをくも膜下投与することの有用性が報告されている[2]．簡便で良好な鎮痛が得られ，消化管蠕動運動も抑制しないとされており，一考の価値がある．ただ，高齢者に対しては，遅発性の呼吸抑制を来す可能性が指摘されている．もし，本法で術後の鎮痛管理を行う場合には，連続的な呼吸数モニタリングが必要であろう．また，硬膜穿刺後頭痛により離床が遅れる可能性もあるため，今後のさらなる報告を待ちたい．

(3) マルチモーダル鎮痛

　作用機序の異なるアセトアミノフェンとNSAIDsを効果的に使用する．副作用が少ないアセトアミノフェンは術後2-3日間，6時間おきに定期反復投与を行う．

突出する痛みに対してPCAボーラスで抑えられない場合には，非ステロイド性抗炎症薬（nonsteroidal anti-inflammatory drugs：NSAIDs）を使用する．

3 鎮痛プロトコール 図

【フェンタニル（iv-PCA）】

❶ 薬液内容：フェンタニル2,000 μg（40 ml）+ドロペリドール2.5 mg（1 ml）+生理食塩液59 ml，計100 ml（フェンタニル20 μg/ml）．

❷ 投与設定：持続投与：1 ml/hr，ボーラス投与：1 ml，ロックアウト時間：10-15分．

【フェンタニル（静脈内持続投与）】

❶ 薬液内容：フェンタニル1,000 μg（20 ml）+ドロペリドール2.5 mg（1 ml）+生理食塩液29 ml，計50 ml（フェンタニル20 μg/ml）．

❷ 投与設定：持続投与：1 ml/hr．

【モルヒネ（iv-PCA）】

❶ 薬液内容：モルヒネ50 mg（5 ml）+ドロペリドール2.5 mg（1 ml）+生理食塩液44 ml，計50 ml（モルヒネ1 mg/ml）．

❷ 投与設定：持続投与：なし，ボーラス投与：1 ml，ロックアウト時間：10-15分．

(1) アセトアミノフェン

追加鎮痛薬としてではなく，痛みの有無にかかわらず，1,000 mgを手術終了時から6時間ごとに3日間，定期反復投与する．術直後は静注，経口可能となった時点で経口に変更する．

(2) NSAIDs

突出する痛みに対しては追加鎮痛薬としてNSAIDsを使用する．内服可能となるまでは静注液を使用する．副作用が比較的少ないシクロオキシゲナーゼ（cyclo-oxygenase：COX）-2に選択性の高いものが望ましいが，現在，わが国にCOX-2選択性の高いNSAIDsの静注液はないため，フルルビプロフェンを使用する．

自分がこの手術を受けるなら

解説でさんざん硬膜外を否定してきて恐縮だが，患者さんを見ていると，やはり痛そうなので硬膜外麻酔を希望する．もちろん硬膜外患者自己調節鎮痛法（patient-controlled epidural analgesia：PCEA）でお願いしたい．海外のエビデンスは，在院日数やコストなどの要素が強く加味されており，純粋に完全な除痛を目指しているわけではない．また，皆保険ではない国も多く，患者さんたちも早期に退院できて安価な薬剤を使用することが一般的であろう．これこそ，わがまま術後鎮痛の極みかもしれないが，なんとかPCEAで行ってほしい．アセトアミノフェンも3日間は定期的に反復投与する．突出する痛みに対してはNSAIDsを使用してほしい．COX-2選択性の高いものが理想的だが，早く痛みを取ってほしいので，フルルビプロフェンを希望する．もし，自分の施設で手術するのであれば，自分の思うままに，濃厚すぎる術後指示を入力するように，同僚に強要しそうな自分が怖い．

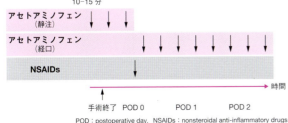

図　腹腔鏡下結腸切除術の鎮痛プロトコール

参考文献

1) Clin Nutr 2012; 31: 783-800.
2) Br J Anaesth 2012; 108: 850-6.

（新山　幸俊）

Section 4 腹腔鏡下鼠径ヘルニア修復術

1 痛みの性状と強さ

近年，鼠径ヘルニアに対する修復術は腹腔鏡下手術が普及・標準化した．従来のアプローチと比較して侵襲が小さいため，術後痛は軽度である．メッシュ素材のプラグを使用することで，痛みはさらに軽減される．Anesthesiology誌の術後痛の強さランキングでは，179の術式中150番目で軽微といってよい[1]．本術式の保険点数は短期滞在等手術基本料として高く（51,480点）設定されていることもあり，手術件数は今後さらに増加すると考えられる．

本術式はアプローチ法により2つに分類される．ひとつは気腹して，腹腔内からアプローチする経腹腔的到達（transabdominal preperitoneal repair：TAPP）法，もうひとつは腹膜と腹壁の間に炭酸ガスを用いてスペースを確保することにより，腹腔外からヘルニアを修復する全腹膜前腔アプローチ（total extraperitoneal repair：TEP）法である．TAPP法では，ヘルニアを観察しやすい，反対側も観察できるなどのメリットがあるが，術後，腸管癒着が生じることがある．一方，TEP法は腹腔内臓器に処置が及ばないので，術後の腸管癒着などの合併症を軽減する．さらに術後の痛みもTAPP法と比較して軽度であるが，TEP法よりも手技的難易度が高い．現時点では，その優劣についてのコンセンサスは得られていない．臍から挿入したポートのみを用いる単孔式手術も行われているが，複数のポートを留置する術式がまだ一般的である．臍の知覚神経はT10の脊髄神経前枝である．脊髄神経前枝は肋間神経を経て，腹直筋を後鞘から前鞘に向けて貫通し，皮膚の終末知覚枝となる．

2 術後痛管理のストラテジー

(1) 硬膜外麻酔は施行しないが，体性痛に対しては局所麻酔を有効に利用

手術侵襲は比較的軽度であるため，合併症とのバランスを考慮すると硬膜外麻酔は不要である．皮膚や筋肉など体性の痛みに対しては，長時間作用性の局所麻酔薬を用いた体幹神経ブロック，またはポート挿入部位への浸潤麻酔を行う．

(2) マルチモーダル鎮痛

アセトアミノフェン，非ステロイド性抗炎症薬（nonsteroidal anti-inflammatory drugs：NSAIDs），オピオイドによるマルチモーダル鎮痛を行う．手術侵襲が比較的軽度であることを考慮するとオピオイドの経静脈的自己調節鎮痛法（intravenous patient-controlled analgesia：iv-PCA）までは不要と考えられる．アセトアミノフェンを反復定期投与し，痛みの強い場合に追加鎮痛薬としてNSAIDs，それでもコントロールが困難な場合にのみオピオイドを単回投与する．

3 鎮痛プロトコール 図

(1) 局所麻酔

【腹横筋膜面（transversus abdominis plane block：TAP）ブロック】

臍下部から恥骨結合までのT10-L1の感覚遮断が得られる．0.2-0.375%ロピバカインまたは0.25-0.375%レボブピバカインを10-20 ml投与する．総投与量が極量である3 mg/kgを超えないように注意する．ポートの位置を想定して，片側だけで行っても

図 腹腔鏡下鼠径ヘルニア修復術の鎮痛プロトコール

よい．臍のポート部に対する鎮痛を考慮するならば，腹直筋鞘の後葉に前述の局所麻酔薬を 10 ml 投与して筋鞘内に存在する神経終末枝の知覚遮断を得る腹直筋鞘ブロックを考慮してもよい．TAP ブロックは創部浸潤麻酔と比較して術後の痛みを軽減したとする報告もある[2]が，本術式のもともとの痛みが比較的軽微なため，長時間作用性の局所麻酔薬を用いた創部浸潤麻酔でも術後の安静時の視覚アナログスケール（VAS）値は 0–20/100 で推移しているため，それで十分とも考えられる．

【創部浸潤麻酔】

ポート挿入部の腹膜上の筋層に 0.2–0.375％ ロピバカインまたは 0.25–0.375％ レボブピバカインを用いて浸潤麻酔を行う．総投与量が極量である 3 mg/kg を超えないように注意する．

⑵ アセトアミノフェン

追加鎮痛薬としてではなく，痛みの有無にかかわらず，1,000 mg を手術終了時から 6 時間ごとに 2–3 日間，定期反復投与する（術直後は静注，経口可能となった時点で経口に変更）．

⑶ 追加鎮痛薬

突出する痛みに対し，副作用が比較的少ないシクロオキシゲナーゼ（cyclooxygenase：COX)-2 に選択性の高い NSAIDs の使用が推奨されているが，現在，わが国に COX-2 選択性の高い NSAIDs の静注液はない．術直後はフルルビプロフェンの静注，経口可能となった時点で COX-2 選択性の高い内服薬に変更する．NSAIDs でも十分な鎮痛が得られない場合，オピオイドの単回投与を検討する．手術侵襲や術後の早期離床などを考慮すると，持続投与は避けるべきである．

自分がこの手術を受けるなら

これまで下部消化管の手術で硬膜外麻酔を熱烈に希望してきた自分ではあるが，さすがにこの手術では過剰だと思うので希望しない．おそらくオピオイド iv-PCA もいらないだろう．痛み増強時のレスキューも NSAIDs だけで十分のように思う．しかし，アセトアミノフェンの定期投与は 2 日間必ず行ってほしい．術直後は静注，経口摂取可能となった時点で内服に変更してもらってよい．ただ，アセトアミノフェン錠剤は大きくて飲みにくいため，ルートをキープしてもらって静注での継続を依頼するかもしれない．ここまで細かく希望すると病棟看護師から，うるさくて扱いにくい患者だと思われて敬遠されそうだ．局所浸潤麻酔をしてもらえれば，TAP ブロックも希望しないかもしれない．ただし，浸潤する部位については皮下だけに播いてくる外科医もいるので，事前に筋層に投与してもらえるように懇願する．

参考文献

1) Anesthesiology 2013; 118: 934–44.
2) J Clin Anesth 2016; 33: 357–64.

（新山 幸俊）

Section 5 試験開腹術

1 痛みの性状と強さ

がんの進行度を確認するため、また、消化管穿孔による腸管の壊死や膿瘍、外傷による腹部臓器の損傷が疑われる場合などに対して施行される術式である。がんの進行度を確認するだけであれば、腹腔鏡下で行われることもあるが、消化管穿孔や外傷などでは開腹することが多い。これらの症例では、敗血症を合併して肝障害や腎障害などの臓器不全を来していたり、呼吸や循環動態が不安定だったりすることがある。本項では、敗血症を合併し、全身状態が悪化している症例に対する試験開腹術を想定して解説する。

病変部位にもよるが、皮膚切開の範囲は広く、下部消化管であれば臍から恥骨レベル（皮膚の知覚神経としてはT10-12）に及ぶことがある。手術侵襲も観察や洗浄のみで終了する場合から、腸切除を伴う場合までさまざまである。状況によってはsecond lookが必要となるため、閉腹せずに帰室することもある。そういった場合、鎮静下に人工呼吸管理が必要となり、患者に痛みの程度を確認することが困難となる。痛みは患者を不穏にし、術後回復を遅らせる可能性がある[1]。わが国の集中治療における臨床ガイドライン[2]でも、十分な鎮痛を図ることが推奨されている。

2 術後痛管理のストラテジー

(1) 硬膜外麻酔は施行しない

敗血症性の髄膜炎を誘発する可能性がある。また、すでに播種性血管内凝固症候群（disseminated intravascular coagulation：DIC）に陥っていて、凝固異常を呈している可能性もあるため、硬膜外麻酔は避けるべきである。

(2) 末梢神経ブロックの有用性は確立していない

敗血症合併症例に対する体幹の末梢神経ブロックの有用性については十分なエビデンスがない。硬膜外麻酔と比較して、重篤な神経合併症を来す可能性は低いと考えられるが、積極的には推奨されない。

(3) マルチモーダル鎮痛

神経ブロックを適用しにくいため、オピオイド、非ステロイド性抗炎症薬（nonsteroidal anti-inflammatory drugs：NSAIDs）、アセトアミノフェンなどを用いたマルチモーダル鎮痛で管理する。しかし、いずれの薬剤にも副作用がある。もともと安全性が高いはずのアセトアミノフェンですら、肝障害を惹起させる可能性がある。投与機会を見極め、使用した場合は血液検査によるフォローが必要である。

3 鎮痛プロトコール　図

(1) オピオイド

モルヒネは代謝産物が活性を有するため、腎障害を合併している患者では効果が遷延する可能性があり、避けるべきである。一方、フェンタニルは代謝産物が活性を有さないため、腎障害を有する患者に対しても比較的安全に使用できる。作用時間はモルヒネと比べて短いため、持続投与が必要な場合があるが、調節性がよく、第一選択となる。薬液内容や投与設定は患者背景と手術侵襲を鑑みて決定する。痛みの程度、鎮静、

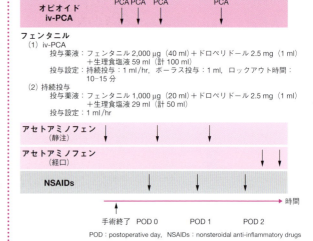

図　試験開腹術の鎮痛プロトコール

呼吸数などをモニタリングしながら適宜調整する必要がある．患者の意識状態が清明であれば，経静脈的自己調節鎮痛法（intravenous patient-controlled analgesia：iv-PCA）が適用となるが，そうでなければ持続投与を行う．

【フェンタニル（iv-PCA）】
❶ 薬液内容：フェンタニル 2,000 μg（40 ml）＋ドロペリドール 2.5 mg（1 ml）＋生理食塩液 59 ml，計 100 ml（フェンタニル 20 μg/ml）．
❷ 投与設定：持続投与：1 ml/hr，ボーラス投与：1 ml，ロックアウト時間：10-15分．

【フェンタニル（静脈内持続投与）】
❶ 薬液内容：フェンタニル 1,000 μg（20 ml）＋ドロペリドール 2.5 mg（1 ml）＋生理食塩液 29 ml，計 50 ml（フェンタニル 20 μg/ml）．
❷ 投与設定：持続投与：1 ml/hr．

(2) アセトアミノフェン

安全性が高く，定期反復投与が推奨されるが，代謝経路の中で生成されるN-acetyl-p-benzoquinone imine（NAPQI）という物質が肝障害を来す可能性がある．通常，術後に使用したアセトアミノフェンが原因で生じる肝障害は非常にまれであるが，もともと肝障害を来している症例については注意が必要である．安易な反復投与は避けるべきであり，全身状態を加味しながら，追加鎮痛薬もしくは解熱薬として使用すべきである．術直後は静注，経口可能となった時点で内服薬に変更する．

(3) NSAIDs

追加鎮痛薬として使用する．ただ，腎障害を合併している場合，安易な使用は避けるべきである．術直後はフルルビプロフェンの静注，経口可能となった時点でシクロオキシゲナーゼ（COX）-2選択性の高い内服薬に変更する．

自分がこの手術を受けるなら

できれば，こういった病態に自らが陥らないことを願うが，もし，そのような状況になれば，担当麻酔科医および術後管理してくれる外科医や集中治療医にお任せするしかない．そのときの全身状態や臓器障害の程度にもよるが，オピオイド主体の鎮痛管理しか選択肢はないだろう．末梢神経ブロックは合併症の可能性を考慮して希望しない．十分な全身管理を行っていただき，薬剤や早期の経腸栄養導入などで消化管蠕動運動の促進を図りつつ，オピオイドを使用し，臓器障害を鑑みながらNSAIDsとアセトアミノフェンを使用してほしい．鎮静下で管理するのであればデクスメデトミジンを積極的に併用して，オピオイドを可能なかぎり減量してもらいたい．

参考文献

1) Lancet 2007; 369: 810-2.
2) 日集中医誌 2014; 21: 539-79.

（新山 幸俊）

Chapter 6

上肢手術

Section 1 　肩腱板断裂手術［鏡視下］

Section 2 　観血的骨接合術［上腕骨骨幹部骨折］

Section 3 　観血的骨接合術
　　　　　　［上腕骨遠位部骨折，上腕骨顆状骨折］

Section 4 　手関節周囲の骨折観血的手術

Section 5 　上肢切断・離断術

Section 1 肩腱板断裂手術［鏡視下］

1 概念

　肩は痛みを自覚しやすい関節であるが，とりわけ肩腱板断裂手術は，鏡視下で行うことで手術創が小さいにもかかわらず術後痛が激しいことが知られている[1]．適切な鎮痛管理が行われていなければ，睡眠障害を引き起こすだけではなく，術後のリハビリテーションの開始が遅れる．術後痛管理に麻酔科医が積極的に介入することが望ましい．

　上腕骨頭を覆う腱板は回旋腱板（rotator cuff）といわれ，前から順に肩甲下筋・棘上筋・棘下筋・小円筋の4つの筋から構成される．なかでも，棘上筋が断裂することがもっとも多い．これは棘上筋が肩峰および上腕骨頭の2つの骨性要素に挟まれており，肩関節の外転運動により圧迫や摩擦を受けやすいことや棘上筋が硝子変性を来しやすいことに起因する．しがたって，本術式は肩峰下除圧術とともに腱板修復術を行うことが一般的である．発症年齢のピークは60歳代であり，右肩に好発する．

2 術後痛管理のストラテジー

　術後は早期から機能回復を目的として，リハビリテーションが行われる．しかし，本術式は術後48時間の痛みが強く，リハビリテーション開始に影響を与える 表 ．リハビリテーションについては，術後2-3日から他動運動，術後3週ごろから自動介助運動，術後5週ごろから自動運動を開始する．その後も術後6ヵ月ごろまで機能訓練が行われる．したがって，リハビリテーション開始前と後で鎮痛戦略を分けて考える必要がある．具体的にはリハビリテーション開始までは神経ブロックやフェンタニルを用いた経静脈的患者自己調節鎮痛法（intravenous patient-controlled analgesia：iv-PCA）などを中心に，リハビリテーション開始後は内服薬を中心に鎮痛を行い，適切な鎮痛により肩機能回復をサポートする．

3 鎮痛プロトコール

(1) 超音波ガイド下腕神経叢ブロック鎖骨上アプローチ

　肩腱板断裂手術の内容は，一般的に肩峰や鎖骨遠位端の骨棘の切除による肩峰下除圧術と断裂した回旋腱板の修復である．上腕骨近位端の骨膜の神経支配は腋窩神経〔第5頸神経（C5），第6頸神経（C6）〕由来であり，修復する回旋腱板の神経支配は肩甲下筋〔肩甲下神経（C5-7）由来〕，棘上筋・棘下筋〔肩甲上神経（C5・6）由来〕，小円筋〔腋窩神経（C5・6）由来〕である．また，皮切部位は鎖骨上神経（C4）由来であることから，C5・6を中心に神経走行を観察する．

　腕神経叢ブロック斜角筋間アプローチにおける前方アプローチは横隔神経ブロックを伴いやすいので，基本的には鎖骨上もしくは斜角筋間でもなるべく尾側かつ後方からのアプローチを選択する．また，筆者は超音波ガイドとともに神経刺激装置の併用を推奨している．肩甲背神経（dorsal scaplar nerve：DSN）および長胸神経（long scaplar nerve：LTN）単独ブロックとなる可能性があるため，神経刺激による肩全体の収縮や，超音波画像でC5・6もしくはそこからの上神経幹を確認することで，より正確にブロックする．

　斜角筋アプローチではほぼ100％で同側の横隔神経麻痺が生じる．それに伴い，肺機能はおよそ25％低

表　術後経過と鎮痛方法

術後時間	痛みの原因	痛みの強さ	鎮痛方法
0-24時間	創部の痛み	+++	腕神経叢ブロック NSAIDs アセトアミノフェン
24-48時間	創部の痛み	++	オピオイド NSAIDs アセトアミノフェン
2-3日	他動運動	+	オピオイド NSAIDs アセトアミノフェン
1週間	自動運動	±	NSAIDs アセトアミノフェン
1ヵ月	機能訓練	±，−	アセトアミノフェン
慢性化	ストレス	±（他覚） ++（自覚）	抗てんかん薬 抗うつ薬

下するため，肺機能低下患者では慎重に適用を考えなければならない．鎖骨上アプローチでは血管が穿刺を遮ることが増える．斜角筋間との移行部で行うこともある．

【持続投与法】

①コンティプレックスC®（ビー・ブラウンエースクラップ社）を用いて穿刺する．②超音波画像で上神経幹もしくはC5とC6の間に針先を進める．③0.375%ロピバカイン10 ml投与し，さらに数ミリメートル進める．④内針を抜き，カテーテルから0.375%ロピバカインを投与しても適切に広がるかを確認する．⑤合計0.375%ロピバカイン20 ml投与の後，カテーテルを固定する．⑥麻酔覚醒後，離握手が可能であることを確認してから0.2%ロピバカインで開始する．設定は持続投与：6 ml/hr，ボーラス投与：3 ml，ロックアウト時間：30分．⑦手術翌日にカテーテルを抜去する．

【単回投与法】

局所麻酔薬にステロイドを添加することで鎮痛時間が延長する．デキサメタゾン4 mgを局所麻酔薬に添加することで約6時間の効果延長を認め，睡眠障害発生率が低下する[2]．ボーラス投与を行う場合は0.375%ロピバカイン20 mlにデキサメタゾン4 mgを添加して用いる．

(2) 非ステロイド性抗炎症薬（nonsteroidal anti-inflammatory drugs：NSAIDs）

術後から，リハビリテーション施行時に用いる．静注薬であるフルルビプロフェンも有用である．経口摂取が可能となった時点から定期的に内服する．術後2週間を目安に痛みの程度を評価したうえで頓服に変更する．内服期間は短期間ではないので，胃腸障害，腎障害といったNSAIDsの副作用も考慮する必要がある．シクロオキシゲナーゼ（COX）-2選択的阻害薬は胃腸障害，腎障害のリスクを減少させるため，使用を検討すべきである．一方で，心血管イベントのリスクが上昇する可能性があるため，最終的には各患者の既往歴などを考慮したうえで内服薬を決定する．

(3) アセトアミノフェン

NSAIDsと比較して副作用の発現頻度や重篤度が低い[3]ことから，長期の内服の可能性がある本術式の術後患者に適した薬剤である．術後の突発痛に静注アセトアミノフェン1,000 mgの投与は有用である．また，定期的な内服をNSAIDsではなく，高用量のアセトアミノフェンで行うことを考慮してもよい．長期内服の場合は，採血による肝機能の評価を定期的に行う．

(4) 良肢位の確認

術後早期の夜間痛は臥床により肩が伸展位になっていることが一因であることが少なくないため，装具の調整や枕の利用により良肢位を得る．われわれの施設では術後，縫合部にストレスがかかりにくいように肩外転装具を3-6週間装着している（ただし，外転角度を段階的に小さくしていく）．装具装着による圧迫感，接触痛，尺骨神経の圧迫による手指のしびれにも留意する．

自分がこの手術を受けるなら

まず，術後2日間は鎖骨上アプローチによる持続腕神経叢ブロックによる鎮痛を希望する．さらに，カテーテル留置中からアセトアミノフェン1回800 mg，1日3,200 mgまでを定期的に内服して，リハビリテーションに臨みたい．さらに，突発痛に対してはNSAIDsを用いてほしい．それでも痛いときにはオピオイドの使用を考慮してほしい．

参考文献

1) Contin Educ Anaesth Crit Care Pain 2008; 8: 193-8.
2) Local Reg Anesth 2014; 7: 5-9.
3) Inflammopharmacol 2013; 21: 201-32.

（金谷 明浩／山内 正憲）

Section 2 観血的骨接合術［上腕骨骨幹部骨折］

1 概念

若年層と高齢層の，2峰性の年齢分布を認める[1]．若年者では交通事故や転落などの高エネルギー外傷や投球，腕相撲などにより上腕骨に作用する捻転力で生じることが多い．一方，高齢者では骨の脆弱化による転倒・転落などの比較的軽微な外傷が主体である．

上腕骨骨幹部骨折で，もっとも重要で頻度の高い合併症は橈骨神経麻痺であることを，麻酔科医も熟知していなければならない．好発部位は中位1/3や遠位1/3の骨折である．橈骨神経は上腕骨骨幹部の中央背側を斜めに走行し 図1-a ，可動性が乏しいために受傷時や手術により損傷するリスクが高い．手指や手関節の伸展障害と母子と示指の間にある橈骨神経における固有支配領域 図1-b の感覚障害が特徴である．仮に橈骨神経麻痺を合併していた場合でも，その多くは軸索断裂や一過性神経伝導障害であり，数カ月以内に自然回復することが多い．その他，開放骨折において上腕動脈や正中神経損傷を合併することもある．術前診察を行ったうえで主治医とともに神経学的所見について協議し，適切な麻酔法，術後鎮痛法を検討することが重要である．

2 標準的な術式と特性

(1) 肩から挿入する順行性の髄内釘　図2-a

骨折部を展開しないため，低侵襲で骨膜血行を温存できる利点がある．また，髄内釘により整復が得られ固定性も高い．欠点としては，腱板を切開するために腱板に侵襲が及び，術後の肩関節痛とそれに伴う可動域制限が生じ，リハビリテーションに苦慮することがある．

(2) 肘から挿入する逆行性の髄内釘

若年者などで腱板に侵襲を与えたくない場合に行われる．合併症として医原性骨折が知られており，適応は限られる．

(3) 骨折部を展開するプレート固定　図2-b

大きく分けて前方と後方の2つのアプローチがあるが，最小侵襲プレート骨接合術（minimally invasive plate osteosynthesis：MIPO）の登場により，近年では前方アプローチによる固定が増加している．後方アプローチは，遠位部に及ぶ骨折の場合に用いることが多い．近位に延長して骨幹部まで展開することが可能だが，橈骨神経の同定が必要となり，らせん溝にプレートが及べば神経の剥離が必要になることから，術直後の神経学的所見のチェックはより重要になる．

3 術後痛管理のストラテジー

手術直後から骨折部の痛みは改善する．もっとも頻

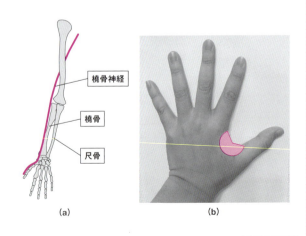

図1 周術期に重要な橈骨神経の知識
(a) 上腕骨における橈骨神経の走行．(b) 橈骨神経における固有支配領域．

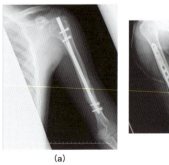 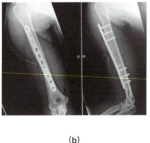

図2 肩から挿入する順行性の髄内釘挿入術のX線写真
(a) 術後．(b) 最小侵襲プレート骨接合術後．

用される術式である．肩から挿入する順行性の髄内釘を用いた場合，髄内釘挿入に際して腱板切開を含む肩関節周囲の軟部組織の展開を行うために，術後は肩関節痛を訴えることが多い．また，プレート固定を行う場合は，髄内釘に比べて皮切部が広く，さらに骨折部周囲の軟部組織を展開した場合は痛みが強い．

4 鎮痛プロトコール

(1) 超音波ガイド下腕神経叢ブロック鎖骨上アプローチの使用

良好な鎮痛を得ることができる．一方で，術直後に正確な神経学的所見をとりにくくなるため，主治医と協議したうえで施行する．また，非常に強い術後痛ではないこと（弱くはない）や神経学的所見を含めた術後診察の妨げにならないように，カテーテル留置は基本的には行わない．

肩から挿入する順行性の髄内釘を用いる場合，侵襲を受ける部位の知覚は皮切部位では鎖骨上神経（C4）や棘上筋〔肩甲上神経（C5・6）〕が支配している．また，骨では主に腋窩神経，橈骨神経，筋皮神経が支配している．術式によらず，神経刺激による肩全体の収縮や，超音波画像でC5・6もしくはそこからの上神経幹を確認したうえで鎖骨上アプローチにより0.375％ロピバカインを10 ml，C7からの中神経幹を確認し同じく鎖骨上アプローチより0.375％ロピバカインを10 ml投与する．

(2) 術中フェンタニル投与

われわれの施設では，5-10 μg/kg投与を行っている．多くの症例で呼吸抑制なく，良好な鎮痛を得ることができるが，個人差もあり，症例に応じて投与量を調節する．

(3) 非ステロイド性抗炎症薬（nonsteroidal anti-inflammatory drugs：NSAIDs）

術後鎮痛方法として用いる．突発痛に対して静注薬のフルルビプロフェン投与も有用である．術後数日間は定期的な内服を行う．胃腸障害，腎障害といったNSAIDsの副作用も考慮し，リスクの高い場合は，シクロオキシゲナーゼ（COX）-2選択的阻害薬が胃腸障害，腎障害のリスクを減少させるため，使用を検討すべきである．一方で，心血管イベントのリスクが上昇する可能性があるため，最終的には各患者の既往歴などを考慮したうえで内服薬を決定する．

(4) アセトアミノフェン

NSAIDsと比較して鎮痛効果はほとんど変わらない[2]．成人では1回量1,000 mgで鎮痛効果における天井効果を示し，わが国では1,000 mgを4-6時間おきに4,000 mgが1日最大量となる．また，副作用の発現頻度や重篤度が低いため，高齢者にも使用しやすい．

術後の突発痛に静注アセトアミノフェン1,000 mgの投与は有用である．また，定期的な内服をNSAIDsではなく，1回量1,000 mgに近い，高用量のアセトアミノフェンで行うことを考慮してもよい．個人差はあるものの，アセトアミノフェン内服後にアセトアミノフェンの脳脊髄液濃度が最大となる4時間後に，最大の鎮痛効果を発揮するとされている[3]ので，定期的な内服薬として用いる場合は経口摂取が可能になった時点で内服を開始する．術後，数日間は内服を継続する．

(5) 三角巾の使用

肩から挿入する髄内釘を用いた場合，腱板切開による肩関節痛が強い．理学療法時以外は三角巾で上肢の重みを取ることも，鎮痛に有効である．

自分がこの手術を受けるなら

多くの整形外科医は上腕骨骨幹部骨折術後において，術式によらず橈骨神経麻痺の有無を確認したがっているため，腕神経叢ブロックを用いずに全身麻酔単独で行ってもらう．術後痛が強い場合は，手関節，中手指節間関節の伸展を確認してから，退室前に腕神経叢ブロック鎖骨上アプローチによる，局所麻酔薬のボーラス投与を行ってほしい．経口摂取が可能となった時点で，アセトアミノフェン1回800 mg，1日3,200 mgまでを定期的に内服したい．局所麻酔薬の効果が消失した際に，アセトアミノフェンのみでは鎮痛コントロールが困難な場合は，フルルビプロフェンの静注あるいはNSAIDsの投与を行ってほしい．

参考文献

1) Rockwood & Green's fractures in adults. 6th ed. Philadelphia: Lippincott Williams & Wilkins; 2006. p.1117-59.
2) Osteoarthritis Cartilage 2011; 19: 921-9.
3) Pain Pract 2012; 12: 523-32.

（金谷 明浩／山内 正憲）

Section 3 観血的骨接合術[上腕骨遠位部骨折,上腕骨顆状骨折]

1 概念

小児の上腕骨顆上骨折は,鉄棒や滑り台などからの転落で手掌を突き,肘関節が過伸展を強制されることで発生する伸展位型が95％を超える[1]．また,まれではあるが,屈曲位で肘後方を突いたときに発生することもある．成人の上腕骨遠位部骨折は,肘骨折の約1/3にみられる．若年者では高エネルギーによる受傷がほとんどであり,脱臼骨折や開放創,神経血管損傷を伴うこともある．一方,高齢者では低エネルギーによる受傷が多い．

症状としては,肘関節部の強い痛みを訴えるとともに,自動運動が不能となる．また,発症後6-8時間で腫脹が強くなる．骨折部が神経を圧迫するため,橈骨神経,正中神経,尺骨神経のいずれの麻痺も起こりうる．合併症でみられるフォルクマン拘縮の原因は血流障害であり,神経障害と異なる機序である点は麻酔科医としても押さえておきたいポイントである．

2 術式

(1) 小児の上腕骨顆上骨折

転位のある骨折や神経血管損傷を伴う場合は当然であるが,フォルクマン拘縮の予防や遺残変形による機能障害を避ける目的で,全身麻酔下での徒手整復および経皮的ピンニングが行われる 図-a．転位による神経障害,骨折部の腫脹による血流障害,手術による痛みの改善を考慮すると,小児上腕骨顆上骨折における観血的整復術の麻酔依頼が整形外科医からあった際は,われわれは緊急手術として,できるかぎり早く手術ができるように配慮している．

(2) 成人の上腕骨遠位部骨折

長期の外固定は肘関節拘縮による機能障害をもたらす．可及的早期の自動運動を可能にするために,高齢者であっても手術適用となる．一般的には,プレート固定術を行う[2] 図-b．血行障害を伴う場合は緊急手術となる．

3 フォルクマン拘縮

10歳以下の小児に多くみられる．上腕骨顆上骨折での合併が最多であるが,肘関節や前腕の外傷後に生じることも少なくない．骨折や高度の打撲により血管が損傷や圧迫を受け,うっ滞や腫脹による血行障害によってコンパートメント内圧の上昇を来すことでもたらされる,筋肉の阻血性壊死や正中・尺骨神経の麻痺から生じる拘縮である．初期症状として阻血状態を表す5Pを 表 に示す．早期発見により,不可逆的な前腕の機能障害を予防しなければならない．5Pが確認された場合は,ただちにギプス・包帯などの圧迫を除去する．改善されない場合は,前腕の皮膚・筋膜切開を行い減圧する．

4 術後痛管理のストラテジー

手術直後から骨折部の痛みは整復により改善する．

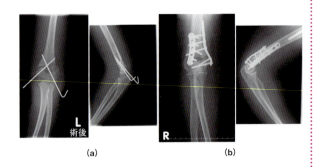

図　術後のX線写真
(a) 徒手整復および経皮的ピンニング術後．(b) 上腕骨遠位部骨折プレート固定術後．

表　フォルクマン拘縮初期症状の5P

pain	骨折部である肘周囲ではなく,離れた前腕に灼熱間を伴う激しい痛みを訴える．鎮痛薬では無効．
pulselessness	脈拍消失
palalysis	麻痺
pallor	皮膚の蒼白
paresthesia	感覚異常

また，小児においてはピンニングによる手術となり，手術時間は短時間で術後痛も弱い．一方で，成人ではプレート固定術が一般的で，皮膚切開を伴い，小児と比較すると痛みは強いと考えられる．なお，術中はフェンタニルを静脈内投与する．小児の場合は，ピンニングのみで手術も短時間であるため，フェンタニル0-5 µg/kg 投与とする．成人の場合は，プレート固定で小児に比べ疼痛は強いと考えられるため，5-10 µg/kg 投与を行う．

5 鎮痛プロトコール

(1) 超音波ガイド下腕神経叢ブロックの使用

小児の場合，術後痛はほとんどない．一方で，腕神経叢ブロックを施行した場合は，循環障害の初期症状であるpain, palalysis, paresthesiaといった所見の有無を適切に判断することができず，診断が遅れてフォルクマン拘縮を引き起こす可能性がある．また，転位の大きな骨折の場合に，無理な整復操作によって神経が骨折部に挟まれる場合があり，ピンニングによって神経損傷を起こす場合がある．したがって，術者は術後すぐに神経学的所見を確認したい．そのため，腕神経叢ブロックを行うことは推奨しない．

成人における肘周辺骨折における手術では橈骨神経や尺骨神経を展開・剥離する可能性があり，術直後に神経障害の有無を確認しなければならないことが少なくない．そのため，小児同様に，腕神経叢ブロックを行うことは推奨しない．

観血的骨接合術は骨折部の修復だけではなく，常に機能回復も重要な目的である点に留意して，鎮痛方法を検討するべきである．

(2) 非ステロイド性抗炎症薬（nonsteroidal anti-inflammatory drugs：NSAIDs）

成人に対して用いる．突発痛に対して静注薬のフルルビプロフェン投与も有用である．術後数日間は定期的な内服を行う．手術内容を考慮して，疼痛が強くないことが予想される場合は，頓服で対応してもよい．胃腸障害，腎障害といったNSAIDsの副作用も考慮し，リスクの高い場合は，シクロオキシゲナーゼ（COX)-2選択的阻害薬が胃腸障害，腎障害のリスクを減少させるため，使用を検討するべきである．一方で，心血管イベントのリスクが上昇する可能性があるため，最終的には各患者の既往歴などを考慮したうえで内服薬を決定する．

(3) アセトアミノフェン

静注アセトアミノフェンは添付文書上"15分かけて静脈内投与する"ことになっているが，小児の手術は短時間で終了することが多いため，小児の鎮痛において静注アセトアミノフェンを用いる場合は，麻酔導入後から開始する．あるいは，麻酔導入後に坐剤を用いる．投与量はいずれも，10-15 mg/kgとする．

成人の鎮痛の場合，突発痛に対してアセトアミノフェンの静脈内投与は有用である．また，術後数日間は定期的な内服（高用量）を行う．手術内容を考慮して，疼痛が強くないことが予想される場合は，頓服で対応してもよい．

自分がこの手術を受けるなら

本術式において痛みは神経障害や循環障害を示唆する重要な所見であるため，腕神経叢ブロックにより術後の神経学的所見をマスクすることは，合併症のリスクを上昇させる可能性がある．したがって，腕神経叢ブロックを用いない鎮痛法を希望する．

術中に5-10 µg/kgのフェンタニル静脈内投与に加えて，アセトアミノフェン1,000 mgを静注内投与してもらい，経口摂取が可能となった時点で，アセトアミノフェン1回800 mg，1日3,200 mgまでを定期的に内服したい．アセトアミノフェンのみでは鎮痛コントロールが困難な場合はフルルビプロフェンの静注あるいはNSAIDsの内服を行ってほしい．

また，仮に自分が小児であった場合は，術前のアセトアミノフェン坐剤10-15 mg/kg 投与のみの鎮痛を希望する．

参考文献

1) Int Orthop 2015; 39: 2287-96.
2) 標準整形外科．東京：医学書院；2014. p.782-3.

（金谷 明浩／山内 正憲）

Section 4 手関節周囲の骨折観血的手術

1 概念

　手術に至る手関節周囲の外傷には，橈骨遠位端骨折や手根骨の骨折および脱臼などが挙げられる．

　橈骨遠位端骨折は，上肢骨折のなかでもっとも多い骨折である．その約7割は転倒などの低エネルギー外傷で生じ，高齢者における骨粗鬆症の"見張り役骨折"として知られている．橈骨の長軸に対して遠位部が背側に転位したColles骨折，橈骨の長軸に対して遠位部が掌側に転位したSmith骨折，関節面の掌側あるいは背側部分を含む骨片が手根骨ごと転位し脱臼しているBarton骨折がある．手関節の運動痛，腫脹が高度である．

　手根骨骨折では舟状骨骨折が圧倒的に多く，若年者が転落やスポーツ活動中に上肢を手関節伸展位で突いて受傷することが多い．手根部に圧痛，腫脹を生ずる．舟状骨は表面の8割が軟骨に覆われており，血管が入りにくい構造であるうえに，栄養血管が橈骨動脈の分岐のみであるため，骨癒合の遅延や偽関節を形成しやすい．また，なかには見逃しや，疼痛が軽く骨折に気づかないまま偽関節になることもある．

2 標準的な術式と特性

(1) 橈骨遠位端骨折

　強固な固定が可能で，術後の矯正損失も少なく，解剖学的整復位の保持と早期運動が可能な掌側ロッキングプレートの使用 図1 が一般的である．プレート留置による合併症として，正中神経領域の神経症状や長母指屈筋腱の腱鞘炎や断裂が報告[1]されており，注意が必要である．その多くは軽微なもので機能障害を残さないことが多いが，症状によっては早期のプレート抜去が考慮されることもある．また，手根管症候群を潜在的に併発している年齢層に多い骨折であるため，手根管開放術も併せて行うことがある．

(2) 舟状骨骨折

　小切開でヘッドレススクリューを挿入する手術が一般的である．粉砕症例の一部や偽関節症例には骨移植を併用する．

3 術後痛管理のストラテジー

(1) 橈骨遠位端骨折

　術後早期のリハビリテーション（手指運動訓練）に関しては結論の出ていない部分もあるが，腫脹の軽減，

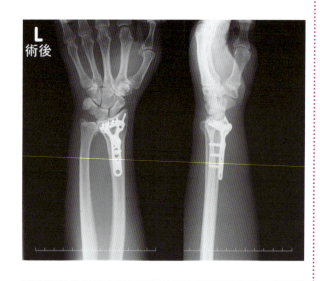

図1　掌側ロッキングプレート固定術後のX線写真

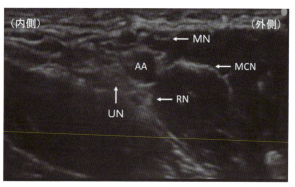

図2　腕神経叢ブロック腋窩アプローチにおけるプレスキャン画像

AA：腋窩動脈，MCN：筋皮神経，MN：正中神経，RN：橈骨神経，UN：尺骨神経．

浮腫予防，手動可動域の維持，腱の癒着回避などの理由から術後に励行していくことが，上肢機能回復に有用である[2]．運動訓練は疼痛を伴うこともあるため，積極的に鎮痛を行うべきである．なお，術直後の痛みを軽減するため5〜10 μg/kgフェンタニルを静脈内投与する．

【超音波ガイド下腕神経叢ブロック腋窩アプローチ】

前腕の手術であり，腋窩アプローチで対応可能である．正中神経，尺骨神経，橈骨神経，筋皮神経をブロックする必要があるが，掌側ロッキングプレートによる観血的骨接合術における皮膚切開は筋皮神経領域に加わるため，筋皮神経領域も確実にブロックしなければならない．

超音波により円形の腋窩動脈を同定し ，腋窩動脈の外側に正中神経，内側に尺骨神経，背側に橈骨神経を確認し，ブロック針を各神経に接近させ，0.25％レボブピバカインを5 mlずつ神経周囲に投与する．筋皮神経は上腕二頭筋と烏口腕筋の間に位置し，他の神経より外側に位置している．そのため，1 cmほど外側に別の刺入点からブロック針を穿刺し，こちらにも0.25％レボブピバカイン5 mlを投与する．

他のブロックに比べて，効果発現まで時間がかかることが多く，30分ほどかかることもある．腕神経叢ブロック腋窩アプローチのみで手術を行う場合は，焦らずに効果発現を待つ．

【非ステロイド性抗炎症薬（nonsteroidal anti-inflammatory drugs：NSAIDs）】

術後から積極的に使用してリハビリテーションを行う．静注薬のフルルビプロフェンの投与も有用である．術後数日を目安に痛みの程度を評価したうえで，頓服に変更する．手術を受ける患者は高齢者も少なくないため，胃腸障害，腎障害といったNSAIDsの副作用も考慮する必要がある．シクロオキシゲナーゼ（COX)-2選択的阻害薬が胃腸障害，腎障害のリスクを減少させるため，使用を検討すべきである．一方で，心血管イベントのリスクが上昇する可能性があるため，最終的にはそれぞれの患者背景を考慮したうえで内服薬を決定する．

【アセトアミノフェン】

NSAIDsと比較して副作用の発現頻度や重篤度が低い．術後の突発痛に静注アセトアミノフェン1,000 mgの投与は有用である．また，定期的な内服をNSAIDsではなく，高用量のアセトアミノフェンで行うことを考慮してもよい．

(2) 舟状骨骨折

手術はスクリューを挿入するだけであり，痛みは強くない．そのため，術後鎮痛はNSAIDsやアセトアミノフェンの頓服で対応可能と思われる．

自分がこの手術を受けるなら

(1) 橈骨遠位端骨折

腕神経叢ブロック腋窩アプローチによる局所麻酔薬のボーラス投与を行ったうえで，経口摂取が可能となった時点で，アセトアミノフェン1回800 mg，1日3,200 mgまでを定期的に内服したい．局所麻酔薬の効果が消失した際に，アセトアミノフェンのみでは鎮痛コントロールが困難な場合は，フルルビプロフェンの静脈内投与あるいはNSAIDsの内服を希望する．

(2) 舟状骨骨折

突発痛の出現時に，レスキューとしてNSAIDsを内服したい．

参考文献

1) J Hand Surg Am 2011; 36: 1135-41.
2) Cochrane Database Syst Rev 2006; 19: CD003324.

（金谷 明浩／山内 正憲）

Section 5 上肢切断・離断術

1 概念

　上肢切断・離断術は，上肢の外傷，壊死，悪性腫瘍といった病的状態により，上肢を生体から切り離さなければならない場合に施行される．関節と関節の間の肢節で切り離される場合を切断，関節部で以遠を切り離す場合を離断という．

　原因として9割を占めるのが外傷であり，上肢が切断・離断されてしまう場合や挫滅，神経血管の損傷が重度で壊死する場合が，手術適用となる．また，悪性腫瘍の転移を予防する場合や，温存手術を施行できない場合も適用となる．一方で，下肢と比べて上肢は糖尿病を原因とする切断・離断症例は少ない．

　近年，上肢切断直後の再接着術，末梢循環不全に対する血行再建術，悪性腫瘍に対する化学療法，人工関節などのインプラントを使用した患肢温存術の治療技術の発展に加え事故による外傷も漸減しているために，上肢切断・離断術の施行数は減少してきている．

　上肢を失うことによる機能的不安に加えて，事故の記憶，悪性腫瘍では生命に対する不安が上肢切断・離断術後における患者の経過に影響を及ぼすことも少なくない．

2 切断術と鎮痛

(1) 切断レベル

　切断レベルについては，症例によって異なるが，義肢使用の適合性や力学的伝達を考慮して，なるべく長く残すことが原則である．上肢切断の部位別名称を図に示す．

(2) 手術における注意点

　筆者は，手術操作において以下の注意点を守ることが，術後の断端部鎮痛で重要な影響を及ぼす，と考えている．

❶ **皮膚**：適度な可動性と緊張性を保つ．また，縫合線を荷重のかからない遠位端にくるようにデザインする．

❷ **血管・神経**：神経が骨膜や瘢痕組織に癒着することや，神経切断部における神経腫の形成が痛みの原因となるため，神経は十分に引き出したうえで鋭利に切断し，神経断端を筋肉の中に埋没させる．また，血管は近位で切断し，十分に結紮することで血腫形成を予防することが，感染の予防や切断端の固着につながる．

❸ **骨**：骨断端と骨膜は同じ高さで切断し，断端はヤスリなどで表面を滑らかにする．

❹ **筋肉**：断端の骨が直接外部に当たらないようにクッションとしての役割を持たせる．切断レベルで拮抗筋を縫合する筋形成術や筋先端に骨孔を作製して，筋の断端を縫着する筋縫着術が行われる．筋肉が過剰であると骨が動く可能性があるため，生理的な緊張を保つようにする．

3 幻肢痛

　幻肢とは，失った四肢が存在していた部分に温冷感やしびれ感などの感覚異常を知覚する現象である．多くの患者に幻肢感覚は存在する．幻肢に合併する痛みを幻肢痛と呼び，発症頻度は四肢切断・離断患者の50-80%とされている．小児は四肢切断・離断時の幻肢痛が起こりにくいが，年齢の増加とともに発症頻度は増加する．また，心理的要因も発症頻度に影響を与

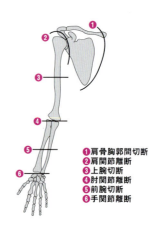

❶ 肩甲胸郭間切断
❷ 肩関節離断
❸ 上腕切断
❹ 肘関節離断
❺ 前腕切断
❻ 手関節離断

図 上肢切断・離断の名称

えるとされており，家族や医療スタッフの十分な支援が重要である．一方，メカニズムや予防法については不明な点が多く，四肢切断時における十分な除痛と幻肢痛の発症頻度の関連についてはよく分かっていない．

治療法としては，抗うつ薬内服，心理カウンセリング，健常な腕や手を鏡に映すことで，切断肢が存在するように錯覚させ，視覚的な感覚を脳にフィードバックさせる鏡療法[1]などが挙げられるが，現時点では有効性が確立されていない．

4 術後痛管理のストラテジー

術直後の痛みに関しては，術者が前述の手術操作における注意点を守ることが重要であり，そのうえでマルチモーダル鎮痛を行う．また，上肢切断・離断術を施行される患者は上肢の作業ができず，自立ができなくなる不安や社会的存在を失う可能性に対する不安を持っている．周術期において医師，看護師，理学療法士，作業療法士，臨床心理士，メディカルケースワーカー，義肢装具士などの専門職で形成されるチームで患者をサポートすることで，患者の不安を軽減し，リハビリテーションや社会復帰を促していくことが必要である．

5 鎮痛プロトコール

（1）超音波ガイド下腕神経叢ブロック

上肢切断の部位に応じて，鎖骨上アプローチあるいは腋窩アプローチを用いて切断・離断部の痛みに対して鎮痛する．ただし，適切に鎮痛が得られたとしても，幻肢痛に対して有効であるという根拠はない[2]．

（2）術中フェンタニル静脈内投与

5〜10 μg/kg 投与を行う．年齢や術式に応じて適宜調節する．

（3）非ステロイド性抗炎症薬（nonsteroidal anti-inflammatory drugs：NSAIDs）

突発痛に対してフルルビプロフェン静脈内投与も有用である．術後数日間は定期的な内服を行う．胃腸障害，腎障害といったNSAIDsの副作用も考慮し，リスクの高い場合は，シクロオキシゲナーゼ（COX）-2選択的阻害薬が胃腸障害，腎障害のリスクを減少させるため，使用を検討すべきである．一方で，心血管イベントのリスクが上昇する可能性があるため，最終的にはそれぞれの患者背景を考慮したうえで内服薬を決定する．

（4）アセトアミノフェン

NSAIDsと比較して鎮痛効果はほとんど変わらない．成人では1回量1,000 mgで鎮痛効果における天井効果を示し，わが国では1,000 mgを4〜6時間おきに4,000 mgが1日最大量となる．また，副作用の発現頻度や重篤度が低いため，高齢者にも使用しやすい．

術後の突発痛に静注アセトアミノフェン1,000 mgの投与は有用である．また，定期的な内服をNSAIDsではなく，1回量1,000 mgに近い，高用量のアセトアミノフェンで行うことを考慮してもよい．個人差はあるものの，アセトアミノフェン内服後にアセトアミノフェンの脳脊髄液濃度が最大となる4時間後に，最大の鎮痛効果を発揮するとされているので，定期的な内服薬として用いる場合は経口摂取が可能となった時点で内服を開始する．術後，数日間は内服を継続する．

（5）抗うつ薬

急性期には積極的に使用しなくてもよいと思われる．リハビリテーションを開始した時点で幻肢症状がある場合は，三環系抗うつ薬またはセロトニン・ノルアドレナリン再取り込み阻害薬（SNRI）を日本ペインクリニック学会ガイドラインに沿って使うことを考慮する．

自分がこの手術を受けるなら

まずは，超音波ガイド下腕神経叢ブロックによる局所麻酔薬のボーラス投与を行ってほしい．経口摂取が可能となった時点で，アセトアミノフェン1回800 mg，1日3,200 mgまでを定期的に内服したい．局所麻酔薬の効果が消失した際に，アセトアミノフェンのみでは鎮痛コントロールが困難な場合はフルルビプロフェンの静注あるいはNSAIDsの内服を行ってほしい．また，術後の社会復帰について不安が大きいので，切断者の生活や機能回復について多くの情報を得ることができるように，スタッフのサポートがほしい．

参考文献

1) Nature 1995; 37: 489-90.
2) Lancet 1997; 350: 1353-7.

（金谷 明浩／山内 正憲）

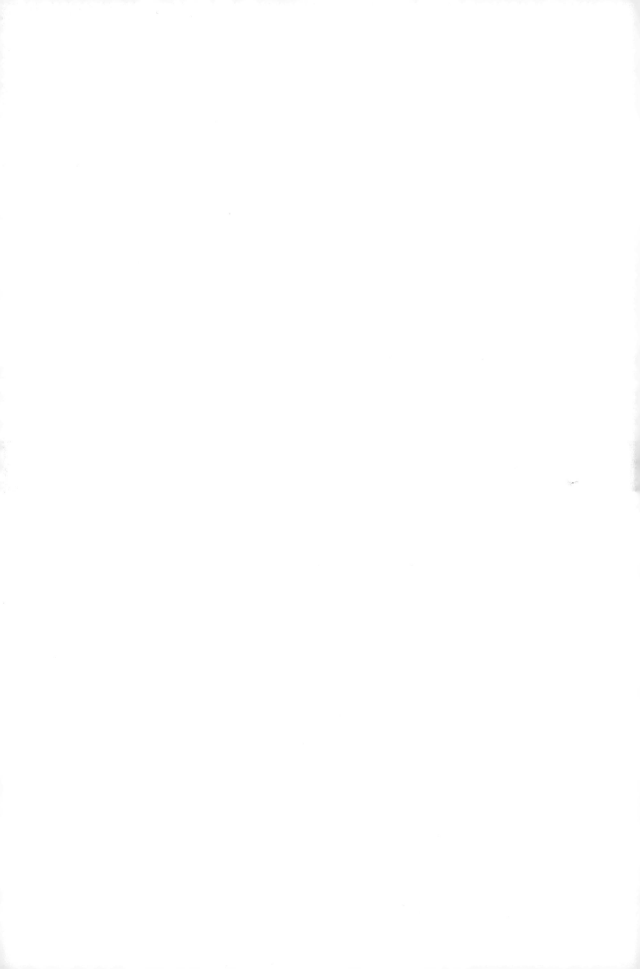

Chapter 7

下肢手術

Section 1	全人工膝関節置換術 ～末梢神経ブロックを施行する場合～
Section 2	全人工膝関節置換術 ～膝関節局所浸潤麻酔を施行する場合～
Section 3	関節鏡手術
Section 4	全人工股関節置換術 ～末梢神経ブロックを施行する場合～
Section 5	全人工股関節置換術 ～末梢神経ブロックを施行しない場合～
Section 6	観血的骨接合術［大腿骨］
Section 7	観血的骨接合術［足関節など］
Section 8	下肢切断術

Section 1 全人工膝関節置換術
～末梢神経ブロックを施行する場合～

1 はじめに

全人工膝関節置換術（total knee arthroplasty：TKA）の術式は近年の最小侵襲手術（minimally invasive surgery：MIS）の普及に伴い，関節部へのアプローチ法が異なるが，いずれの方法においても皮膚切開の範囲は，膝前面内側に10 cm以下である．皮膚切開後，大腿四頭筋内側切開（parapatellar approach）もしくは内側広筋の小切開（mid-vastus approach）と，内側広筋を温存し付着部を切開（sub-vastus approach）により展開した後，関節包の切開，大腿骨・脛骨骨切り，インプラント挿入と進行する．膝表面と大腿四頭筋，内側広筋，関節包，膝蓋骨の知覚神経は大腿神経領域である．また，展開時に膝関節の後側面の剥離を行う場合，一部，閉鎖神経領域に及ぶこともある．インプラントを挿入する大腿骨遠位端は大腿神経，脛骨近位端は脛骨神経（坐骨神経由来）の支配領域である．本術式は，術後早期から強い痛みを呈することが知られており，十分に対処しなければ重篤な遷延痛を引き起こす[1]．また，術後早期からの膝関節可動域訓練，歩行訓練などのリハビリテーションが重要であり，良好な術後鎮痛法が重要になる．

2 術後痛管理のストラテジー

術後早期からの，離床，歩行訓練，膝可動域の獲得をエンドポイントとして鎮痛計画を策定する．術後痛管理のポイントは以下の3つである．

(1) 持続内転筋管ブロックの使用

TKAにおいて大腿神経ブロックは必須であったが，近年，それによる大腿四頭筋の筋力低下が問題となっている[2]．そのため，筋力低下を来さず，同等の鎮痛効果を有する内転筋管ブロックを用いる．

(2) 選択的脛骨神経ブロックの使用

以前は脛骨近位端切離面の鎮痛のため坐骨神経ブロックが行われてきたが，腓骨神経領域の運動障害が手術の影響であるか否かの判別が難しいため，現在では脛骨神経周囲にのみ局所麻酔薬を注入する，選択的脛骨神経ブロックが推奨されている[3]．

(3) 術直後痛に対するオピオイドの使用

術直後は創部の腫脹などに伴い，末梢神経ブロックを施行しても，しばしば痛みを訴えるため，オピオイドをレスキューとして投与する．術後悪心・嘔吐（postoperative nausea and vomiting），鎮静などに注意が必要である．

3 鎮痛プロトコール 図1

(1) 持続内転筋管ブロック 図2

注：ここでの内転筋管ブロックとは，内転筋管内に局所麻酔薬を注入する方法ではなく，大腿三角で縫工筋下に局所麻酔薬を注入する大腿三角ブロックを広義の内転筋管ブロックとしている．

超音波下に大腿三角遠位を確認し，縫工筋下に局所麻酔薬が広がるようにブロック針を穿刺，カテーテルの留置は2 cm未満とする．

❶ 薬液内容：0.375％ロピバカインあるいはレボブピバカインを10-15 ml注入後，カテーテルより0.2％ロピバカインあるいは0.25％レボブピバカインを持

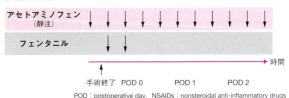

図1 全人工膝関節置換術（末梢神経ブロックを施行する場合）の鎮痛プロトコール

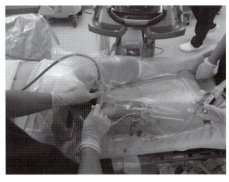 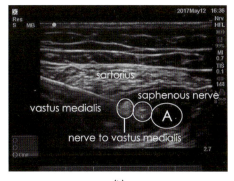

(a) (b)

図2 広義の内転筋管ブロック
(a) 大腿三角遠位にプローブを置き，縫工筋下に局所麻酔薬を注入する．
(b) 伏在神経だけではなく，内側広筋枝もブロックが可能になる．

続投与する．

❷ **持続投与**：6 ml/hr，患者自己調節鎮痛法（patient-controlled analgesia：PCA）ボーラス投与：3 ml，ロックアウト時間：30分．

(2) 選択的脛骨神経ブロック

膝窩に超音波プローブを当て，坐骨神経が総腓骨神経と脛骨神経に分岐したところで，脛骨神経周囲にのみ0.25％ロピバカインあるいはレボブピバカインを10-15 ml注入する．

(3) アセトアミノフェン

追加鎮痛薬としてではなく，痛みの有無にかかわらず，1,000 mgを手術終了時から6時間ごとに3日間，定期反復投与する．

(4) 追加鎮痛薬

PCAを使用している場合は，PCAボーラスを行う．術直後の強い痛みに対しては，フェンタニル静注を行う．

自分がこの手術を受けるなら

間違いなく末梢神経ブロックの併用を希望する．持続注入の局所麻酔薬の至適濃度，投与量は，いまだ確立されていないため，比較的高濃度，多量の局所麻酔薬を使用してもらい，その効果を確かめたい．また，選択的脛骨神経ブロックを行う際は，上行する局所麻酔薬が総腓骨神経側にまで流れやすいので，できるだけ脛骨神経の内側側（総腓骨神経と反対側）に液だるみを作ってもらうように希望する．TKAのように術後痛が強い手術の場合，アセトアミノフェンの定期投与は必須である．必ず6時間おきに投与してほしい．

参考文献

1) Anaesthesia 2012; 67: 85-98.
2) Anesthesiology 2013; 118: 409-15.
3) Anesth Analg 2012; 115: 202-6.

（西池 聡）

Section 2 全人工膝関節置換術
～膝関節局所浸潤麻酔を施行する場合～

1 はじめに

 近年，抗血栓療法の普及から，周術期肺塞栓予防を目的として硬膜外麻酔が避けられるようになり，その代わりに局所麻酔薬を直接膝関節内や周辺組織に注入する，膝関節局所浸潤麻酔（local infiltration analgesia：LIA）が行われるようになった．局所麻酔薬を注入するだけで，侵害受容器や神経線維のNa$^+$チャネルをブロックする本法は，その簡便さから末梢神経ブロックを行わない施設を中心に急激に広まってきた．LIAは硬膜外ブロックよりも除痛効果に優れており[1]，末梢神経ブロックと同等の除痛効果を有するとされている[2]．効果は認められているが，使用薬液の組成や量，注入か所などは各報告によって異なる．

2 術後痛管理のストラテジー

 強い鎮痛効果と，神経ブロックなどに認められる筋力低下がないため，術後早期からのリハビリテーションが可能になる．しかし，単回投与の場合は効果時間が限定されるため，オピオイドやアセトアミノフェンなどの補助鎮痛薬は必須である．

3 鎮痛プロトコール

(1) LIA

【局所麻酔薬】

 0.5％ロピバカイン40 ml．レボブピバカインは軟骨毒性が認められるため[3]，ロピバカインの使用が望ましい．

【非ステロイド性抗炎症薬（nonsteroidal anti-inflammatory drugs：NSAIDs）】

 ケトプロフェン50 mg．LIAにNSAIDsを追加することで除痛効果は上がることが知られている．国内で使用可能な筋注用NSAIDsはケトプロフェン（カピステン®）である．

【ステロイド】

 デキサメタゾン3.3 mg．LIAにステロイドを追加することで除痛効果が上がることが知られている．また，懸念されるステロイドによる術後感染などの合併症の増加はないと報告されている．

 当初，モルヒネを混合しているとの報告が多かったが，混合していないLIAとの除痛効果は変わらず，術後悪心・嘔吐（postoperative nausea and vomiting）などの副作用が増加するため，現在では，混合は推奨されていない．

 注入方法（注入前に混合液を作製する）には次のようなものがある．

 ①インプラント挿入前：後方関節包に十分に注入する（総量の1/2-1/3）．

 ②インプラント挿入後：膝前面，側面の滑膜に注入する（総量の1/3-1/4）．

 ③閉創前：骨切断面周囲の骨膜に注入する（総量の1/3-1/4）．

 なお，アプローチ別で注入か所を追加する必要がある．parapatellar approach：展開する内側広筋と大腿四頭筋腱の間まで十分に注入する．mid-vastus approach：切開した内側広筋にも十分に注入する．sub-vastus approach：内側広筋を温存するため，滑膜，骨膜への注入のみでよい．

(2) 持続関節内注入法

 LIAは一般的に単回投与で行われるが，作用時間を延長させるために関節内にカテーテルを留置し，局所麻酔薬の持続投与を行うこともある．0.2％ロピバカインを用いて投与する．設定は持続投与：6 ml/hr，患者自己調節鎮痛法（patient-controlled analgesia：PCA）ボーラス投与：6 ml，ロックアウト時間：30分．

 カテーテル注入法 図1：インプラント挿入，洗浄後，縫合前に行う．膝関節外側より挿入し，先端は後方関節包に位置させる．

(3) アセトアミノフェン

 追加鎮痛薬としてではなく，痛みの有無にかかわらず，1,000 mgを手術終了時から6時間ごとに3日間，

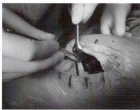
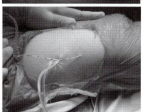
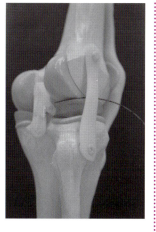

図1　カテーテル注入法
カテーテルは，インプラント挿入後，後方関節包に位置させる．

定期反復投与する．

(4) 追加鎮痛薬

術直後の強い痛みに対しては，フェンタニル静注を行う．

自分がこの手術を受けるなら

　LIAを施行する施設のほとんどでは，整形外科医が術後感染を懸念し，持続カテーテルの留置は行わない．しかし，LIAの持続時間は12時間以内との論文も多く，それ以降はかなり強い術後痛が予想される．そのため，LIAを行う際は必ず持続投与を併用してもらいたい．また，近年はmid-vastus approachが増加しているが，創部の狭小化に伴い，創部展開時に筋鉤により内側広筋が裂けることも多い．そのためmid-vastus approachで施行された患者は術後に膝蓋骨上部に痛みを訴える．mid-vastus approachで施行する際は，切開した内側広筋に十分に局所麻酔薬を注入してもらえるよう希望する．

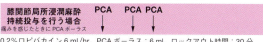
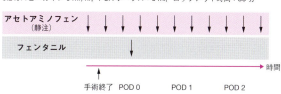

膝関節局所浸潤麻酔

0.5%ロピバカイン 40 ml
ケトプロフェン 50 mg
デキサメタゾン 3.3 mg
① インプラント挿入前：後方関節包に十分に注入する（総量の1/2〜1/3）
② インプラント挿入後：膝前面，側面の滑膜に注入する（総量の1/3〜1/4）
③ 閉創前：骨切断面周囲の骨膜に注入する（総量の1/3〜1/4）

膝関節局所浸潤麻酔持続投与を行う場合
痛みを感じたときにPCAボーラス

0.2%ロピバカイン 6 ml/hr，PCAボーラス：6 ml，ロックアウト時間：30分

アセトアミノフェン（静注）

フェンタニル

手術終了　POD 0　　POD 1　　POD 2

POD：postoperative day，NSAIDs：nonsteroidal anti-inflammatory drugs

図2　全人工膝関節置換術（膝関節局所浸潤麻酔を施行する場合）の鎮痛プロトコール

参考文献

1) Acta Orthop 2010; 81: 606-10.
2) Knee 2014; 21: 848-52.
3) Eur J Anaesthesiol 2014; 31: 635-9.

（西池　聡）

Section 3 関節鏡手術

1 はじめに

関節鏡手術は主に膝手術で行われる．半月板切除術や半月板縫合術，滑膜切除術は創自体も小さく，術後痛は強くないため，単回の末梢神経ブロックのみで術翌日以降，痛みはかなり軽減する．しかし，膝関節鏡手術のなかでも前十字靱帯再建術の術後痛は強いことが知られている．術後痛の原因として，グラフト腱（主に半腱様筋腱）採取部位とグラフト移植用に作製される大腿骨と脛骨の骨孔部の痛みがある．関節鏡創部（膝蓋骨下部），グラフト腱採取部（膝内側）の皮膚は大腿神経支配，骨孔は大腿骨側が大腿神経，脛骨側が脛骨神経支配である図1．

また近年，膝以外の関節鏡手術も増加している．股関節唇損傷に対し関節鏡で股関節唇切除・股関節唇縫合術が行われる．股関節唇の支配神経は大腿神経（一部が閉鎖神経）である．関節鏡は大腿外側より挿入し，皮膚支配は外側大腿皮神経である．術後痛は強くなく，単回の末梢神経ブロックにより，かなり軽減する．

さらに，スポーツ障害や外傷による足関節の障害（軟骨損傷や滑膜炎，靱帯損傷など）に対し，足関節鏡手術も行われる．関節鏡挿入部の皮膚神経は浅腓骨神経，足関節の骨支配神経は大部分が脛骨神経である．術後痛は他部位の関節鏡手術同様，さほど強くない．

2 術後痛管理のストラテジー

関節鏡手術は術翌日より術後痛が軽減するため，術当日の除痛を第一目標とする．一方，前十字靱帯再建術は術後痛が強いが，患者の大半が若年層やスポーツ選手が多いため，早期からのリハビリテーションが必要になる．そのため，筋力低下を来さずに確実な除痛をもたらす末梢神経ブロックが求められる．

【膝関節手術（前十字靱帯再建術以外）】
内転筋管ブロックの使用：大腿四頭筋の筋力低下を回避するため，大腿神経ブロックよりも内転筋管ブロックを選択する．

【前十字靱帯再建術】
持続内転筋管ブロック＋選択的脛骨神経ブロックの使用：術後に腓骨神経領域の運動障害が起こる可能性があり[1]，手術の影響かブロックの影響なのか判別不能になることを避けるため，選択的脛骨神経ブロックを選択する．

【股関節手術 図2-a】
腸骨筋膜下ブロックの使用：腸骨筋膜下に存在する大腿神経と外側大腿皮神経を同時にブロックすることが可能である．

【足関節手術 図2-b】
坐骨神経ブロック（膝窩部）の使用：創部は腓骨神経，脛骨神経支配であるため，プローブを膝窩部に置き，総腓骨神経と脛骨神経が合流する部分でブロックを行う．

3 鎮痛プロトコール 図3

(1) 末梢神経ブロック

【膝関節手術（前十字靱帯再建術以外）】
内転筋管ブロック．0.375％ロピバカインあるいは

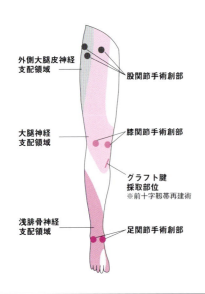

図1 関節鏡手術における手術創部とその支配領域
膝関節：大腿神経，股関節：大腿神経・外側大腿皮神経，足関節：浅腓骨神経が主な支配神経である．

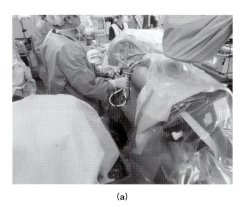
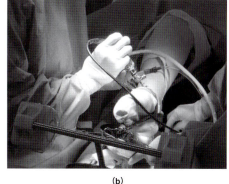

図2　股関節関節鏡手術（a）と足関節関節鏡手術（b）の様子

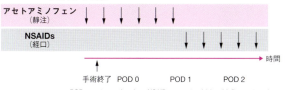

図3　関節鏡手術の鎮痛プロトコール

レボブピバカインを15 ml注入．

【前十字靱帯再建術】

　持続内転筋管ブロック＋選択的脛骨神経ブロック．超音波下に大腿三角遠位を確認し，縫工筋下に局所麻酔薬が広がるようにブロック針を穿刺し，カテーテルの留置は2 cm未満とする．0.375％ロピバカインあるいはレボブピバカインを15〜20 ml注入．0.2％ロピバカインあるいは0.25％レボブピバカインを用いて投与する．設定は，持続投与：6 ml/hr，患者自己調節鎮痛法（patient-controlled analgesia：PCA）ボーラス投与：3 ml，ロックアウト時間：30分．

【股関節手術】

　腸骨筋膜下ブロック．0.375％ロピバカインあるいはレボブピバカインを30〜40 ml．

【足関節手術】

　坐骨神経ブロック（膝窩部）．0.375％ロピバカインあるいはレボブピバカインを15 ml．

(2) アセトアミノフェン，非ステロイド性抗炎症薬（nonsteroidal anti-inflammatory drugs：NSAIDs）

　追加鎮痛薬としてではなく，痛みの有無にかかわらず，アセトアミノフェン1,000 mg，もしくはフルルビプロフェン50 mgを術翌日まで定期反復投与する．その後は，シクロオキシゲナーゼ（cyclooxygenase：COX）-2選択性の高いNSAIDsの内服に変更する．

自分がこの手術を受けるなら

　関節鏡手術は，その侵襲の少なさから全身麻酔単独で行う施設も多い．しかし，術後早期からリハビリテーションを行うには，決して黙認できるような術後痛ではないため，必ず末梢神経ブロックを併用してもらいたい．また，術翌日からCOX-2選択性の高いNSAIDsの内服が開始となるが，痛みが強い場合はジクロフェナク坐剤を使用してもらいたい．

（西池　聡）

Section 4 全人工股関節置換術
～末梢神経ブロックを施行する場合～

1 はじめに

股関節周囲の皮膚感覚神経は，前面，内側，外側はそれぞれ大腿神経，陰部大腿神経，外側大腿皮神経，閉鎖神経を含む腰神経叢支配，後面は仙骨神経叢由来の後大腿皮神経支配である．また，股関節は前面を大腿神経と一部を閉鎖神経，後面を坐骨神経が支配する．近年，最小侵襲手術（minimally invasive surgery：MIC）の普及に伴い，前外側アプローチ（anterolateral-supine approach）と前方アプローチ（direct anterior approach）が増えている．従来行われてきた後方アプローチと比較して，中殿筋や大腿筋膜張筋の損傷が少なく[1]，早期離床を図ることができる[2]．一般に股関節手術は膝関節手術に比べて術後の痛みは弱いといわれる．その理由としては，股関節のほうが膝関節に比べ，関節可動域が小さいこと，関節周囲の軟部組織が多く，関節の腫脹，内圧の亢進を緩衝しやすいことが挙げられる．

2 術後痛管理のストラテジー

筋力低下を防ぎ，さらに深部静脈血栓症を予防するため，術後早期からの離床，歩行訓練を開始する．スムーズにリハビリテーションへ移行するために，良好な鎮痛計画を策定する．

(1) 持続腰神経叢ブロックの使用

腰神経叢はT12，およびL1-4の脊髄神経前枝から構成される．その主要な構成神経は腸骨鼠径・腸骨下腹神経，陰部大腿神経，外側大腿皮神経，大腿神経，閉鎖神経であり，前面，内側，外側の神経は腰神経叢ブロックにより，ほぼ100％遮断できる．

(2) 仙骨神経叢ブロックの使用

仙骨神経叢はL4-S3から構成され，その最大の枝は坐骨神経である．仙骨神経叢ブロックは坐骨神経（傍仙骨法）とも称され，殿下部法と異なり上殿神経，下殿神経，中殿皮神経もブロックするため，後方アプローチ時の術後殿部痛にも有効である．

(3) 術直後痛に対するオピオイドの使用

術直後は創部の腫脹などに伴い，末梢神経ブロックを施行しても，しばしば痛みを訴えるため，オピオイドをレスキューとして投与する．使用時は，術後悪心・嘔吐（postoperative nausea and vomiting），鎮静などに注意が必要である．

3 鎮痛プロトコール 図1

(1) 持続腰神経叢ブロック 図2

ブロック側を上にした側臥位で，コンベックスプローブを用いて行う．腰神経叢は深部に位置するため，超音波では描写しにくい．神経刺激装置の併用が望ましい．手術室入室後0.375％ロピバカインあるいはレボブピバカインを20 ml注入し，その後，持続投与用のカテーテルを留置する．カテーテルをあまり長く挿入すると，硬膜外腔に進入する可能性があり，1 cm未満とする．

❶ 薬液内容：0.2％ロピバカインあるいは0.25％レボブピバカインを持続投与する．

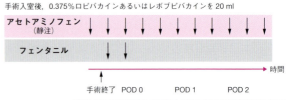

図1 全人工股関節置換術（末梢神経ブロックを施行する場合）の鎮痛プロトコール

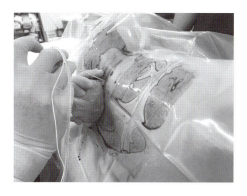
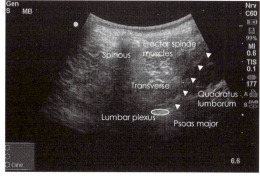

図2 持続腰神経叢ブロック（外側アプローチ法）

腰神経叢自体を描出することは，非常に困難であるため，大腰筋，横突起，腰方形筋を同定し，神経刺激装置により0.5−1 mA程度の刺激で大腿四頭筋の運動が明らかに認められる部位を探す．

❷ **投与設定**：持続投与：6 ml/hr以上，患者自己調節鎮痛法（PCA）ボーラス投与：6 ml，ロックアウト時間：30分．持続投与を行わない場合は，術後12時間ごとに0.2％ロピバカインあるいは0.25％レボブピバカインを20 mlボーラス投与．

腰神経叢の範囲は広く，大腰筋内の筋膜内にコンパートメントを広げる必要がある．

(2) 仙骨神経叢ブロック

側臥位で腰神経叢ブロック施行後に行う．後上腸骨棘と仙骨裂肛を結ぶ中点と大転子を結ぶ直線状にコンベックスプローブを当て，梨状筋下にある仙骨神経叢をねらう．この場合も神経刺激装置の併用が望ましい．術創に近いため，カテーテル留置は行わない．

手術室入室後，0.375％ロピバカインあるいはレボブピバカインを20 ml注入．

(3) アセトアミノフェン

追加鎮痛薬としてではなく，痛みの有無にかかわらず，1,000 mgを手術終了時から6時間ごとに3日間，定期反復投与する．

(4) 追加鎮痛薬

術直後の強い痛みに対してはフェンタニルを使用する．

自分がこの手術を受けるなら

全人工股関節置換術は，全人工膝関節置換術に比べて術後痛は強くないと考えられているが，術後のリハビリテーションを考慮すると，必ず末梢神経ブロックを施行してもらいたい．術後投与は高齢者の場合，持続投与でもあまり痛みを訴えないことが多いが，準高齢者の場合ボーラス投与を繰り返すほうが痛みを訴えないことが多い．自分の場合も，定時のボーラス投与を希望する．マルチモーダル鎮痛の概念より，当然アセトアミノフェンの定期投与は必ず行ってほしい．また，術直後の突発痛に対しては，フェンタニルに加え，ジクロフェナク坐剤を使用してほしい．

参考文献

1) Clin Orthop Relat Res 2005; 441: 115-24.
2) Clin Orthop Relat Res 2010; 468: 3192-200.

（西池 聡）

Section 5 全人工股関節置換術 ～末梢神経ブロックを施行しない場合～

1 はじめに

前項で述べたように，全人工股関節置換術（total hip arthroplasty：THA）は腰神経叢ブロック＋仙骨神経叢ブロックで行うことが，その除痛性の高さから望ましい．しかし，両ブロックは技術的に難易度が高く，深い部位での神経ブロックであり圧迫止血が困難であるため，高リスクに位置している．そのため，抗凝固療法を行っている患者では，脊柱管（脊髄幹）ブロックに準じた運用を行うよう推奨されている．近年，人工膝関節同様に股関節の局所浸潤麻酔（local infiltration anesthesia：LIA）も注目されている．しかしマルチモーダル鎮痛と併用した場合には，LIAを施行しない症例と除痛の程度に差がないと報告されている[1]．

(1) THAにおけるLIAの例

❶ **薬液**：0.2%ロピバカイン100 ml＋ケトプロフェン50 mg＋デキサメタゾン3.3 mg.

❷ **注入方法**：①インプラント挿入後：前下関節包に注入（総量の1/2），②閉創前：中大殿筋に注入（総量の1/2）．

※持続注入は行われないことが多い．

(2) マルチモーダル鎮痛とは？

オピオイド鎮痛薬のみで鎮痛を得ようとすると換気不全，鎮静，嘔気・嘔吐および腸機能の回復遅延など重大な問題を来す．これらの副作用は患者の安全な管理に悪影響を及ぼし，術後の回復・リハビリテーションを妨げ，結果的に退院の遅延につながる．エビデンスに基づいたガイドラインでは，作用部位・作用機序の異なる鎮痛薬，鎮痛法を2種類以上組み合わせるマルチモーダル鎮痛法を推奨している．現在のエビデンスによると，末梢神経ブロック，硬膜外ブロックなどがマルチモーダル鎮痛法における重要な鎮痛法として位置づけられている．

術後鎮痛に用いられる全身投与の薬剤のうち，マルチモーダル鎮痛における位置づけが示されている薬剤は以下のとおりである．

- アセトアミノフェン
- 非選択的およびシクロオキシゲナーゼ（COX）-2選択的非ステロイド性抗炎症薬（nonsteroidal anti-inflammatory：NSAIDs）
- カルシウムチャネル$\alpha_2\delta$リガンド（ガバペンチン，プレガバリン）
- N-メチル-D-アスパラギン酸（NMDA）受容体拮抗薬（ケタミン）
- α_2アドレナリン受容体作動薬（クロニジン，デクスメデトミジン）
- 局所麻酔薬全身投与（静脈注射）
- コルチコステロイド

2 術後痛管理のストラテジー

術後早期からの，リハビリテーションを可能にする鎮痛計画には変わりない．経静脈的患者自己鎮痛法（intravenous patient-controlled analgesia：iv-PCA）のみでは体性痛を抑えることが困難で，オピオイドの必要量が増加して副作用を来しやすいため，アセトアミノフェンやNSAIDsを用いたマルチモーダル鎮痛を行う．

iv-PCAの利点と欠点を 表 に示す．

3 鎮痛プロトコール 図

(1) iv-PCA

❶ **薬液内容**：フェンタニル 0.35-0.4 µg/kg/hr．

表　iv-PCAの利点と欠点

《利点》	・投与経路の確立が容易 ・適用症例が多い ・麻酔科の手技に左右されない ・効果発現が比較的早い
《欠点》	・体動時の鎮痛効果が劣る ・術後呼吸器合併症が比較的多い ・消化管機能回復の遅延 ・悪心・嘔吐 ・掻痒感 ・過度鎮静作用による離床の遅れ ・呼吸困難

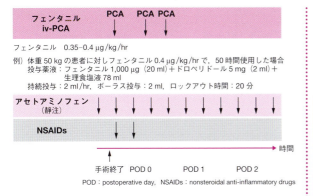

図 全人工股関節置換術（末梢神経ブロックを施行しない場合）の鎮痛プロトコール

［例］体重 50 kg の患者に対しフェンタニル 0.4 µg/kg/hr で使用した場合：フェンタニル 1,000 µg（20 ml）＋ドロペリドール 5 mg（2 ml）＋生理食塩液 78 ml．

❷ 投与設定〔100 ml 患者自己調節鎮痛法（patient-controlled analgesia：PCA）を用いて，50 時間持続投与する場合〕：持続投与：2 ml/hr，ボーラス投与：2 ml，ロックアウト時間：20 分．

(2) アセトアミノフェン

追加鎮痛薬としてではなく，痛みの有無にかかわらず，1,000 mg を手術終了時から 6 時間ごとに 3 日間，定期反復投与する．

(3) 追加鎮痛薬

PCA を使用している場合は，PCA ボーラスを行う．術直後の強い痛みに対しては，NSAIDs（フルルビプロフェン）静注もしくはジクロフェナク坐剤の投与を行う．

自分がこの手術を受けるなら

　THA は，全人工膝関節置換術（TKA）と比較すると術後痛が強くないため，iv-PCA により術後痛管理を行っている施設は多い．自分がこの手術を受けるなら末梢神経ブロックを施行してもらいたいが，無理な状況であればフェンタニルによる iv-PCA を希望する．その際，オピオイドの濃度は 0.4 µg/kg/hr 以上と，比較的高用量での投与を希望する．筆者は常より体性痛がメインである整形外科手術において，オピオイドによる iv-PCA の効果には限界があると感じている．そのためアセトアミノフェンの定期投与は必ず行ってほしい．また，術直後の突発痛に対しては，フルルビプロフェンの静注よりもジクロフェナク坐剤を使用してほしい．

参考文献

1) Br J Anaesth 2014; 113: 360-74.

（西池 聡）

Section 6 観血的骨接合術［大腿骨］

1 はじめに

現在，日本の総人口に対する高齢者（65歳以上）の割合は27％以上と過去最高に達しており，加齢による骨組織の脆弱化に伴い，大腿骨骨折の割合も増加している．生存率は患者背景に大きく影響されるが，1年以内の死亡率は12％以上と高く，早急な治療が必要となる．ガイドラインでは受傷後48時間以内の手術加療が望ましいとされている[1)2)]．大腿骨骨折には，骨折部位から頸部骨折と転子部骨折がある．一般的に，高齢者の大腿骨頸部骨折の治療は人工骨頭置換術の適用となるが，比較的若年者や骨頭の転位がない場合は，ハンソンピンロックシステム（Stryker Japan）を用いた骨接合術が適用となる．大腿骨転子部骨折の手術は骨接合術で行われ，主にガンマネイル法とcompression hip screw（CHS）法がある．骨接合術における遮断すべき皮膚感覚神経は，いずれの術式においても大腿神経と外側大腿皮神経である．また大腿骨は大部分を大腿神経が，内側の一部を閉鎖神経が支配している．

2 術後痛管理のストラテジー

大腿骨骨接合術を受ける患者のほとんどが高齢者であり，認知症予防や深部静脈血栓予防のため，早期離床を目的とする．経静脈的患者自己調節鎮痛法（intravenous patient-controlled analgesia：iv-PCA）を中心とした術後痛管理は過鎮静や呼吸抑制などの合併症を来す可能性があるため，可能なかぎり避けるほうが望ましく，末梢神経ブロックによる術後痛管理を選択する．本手術は緊急性が高く，心疾患などにより抗凝固薬を併用していることが多いため，比較的安全に行える，末梢神経ブロックを選択することが望ましい．

(1) 腸骨筋膜下ブロックの使用

鼠径靱帯レベルで，腸骨筋膜下に高用量の局所麻酔薬を注入する．腸骨筋膜下に存在する大腿神経と外側大腿皮神経を，同時にブロックすることが可能である．

(2) アセトアミノフェンの使用

体動に伴う，突出する痛みを予防するために，around the clock指示に準じ，アセトアミノフェンの定期反復投与を行う．

(3) オピオイドを避ける

術後悪心・嘔吐（postoperative nausea and vomiting），鎮静，呼吸抑制など副作用の可能性があるため，iv-PCAなどのオピオイドの全身投与は推奨されない．

3 鎮痛プロトコール 図1

(1) 腸骨筋膜下ブロック 図2

鼠径靱帯より遠位にプローブを置き 図3，腸骨筋膜を貫いたところで局所麻酔薬を注入する．
0.375％ロピバカインあるいはレボブピバカインを30-40 mlボーラス投与する．

(2) アセトアミノフェン

追加鎮痛薬としてではなく，痛みの有無にかかわらず，1,000 mgを手術終了時から6時間ごとに3日間，定期反復投与する．

(3) 追加鎮痛薬

術直後，痛みが強い場合，非ステロイド性抗炎症薬（nonsteroidal anti-inflammatory drugs：NSAIDs）を併用する．フルルビプロフェンの静注，もしくは低用量のジクロフェナク坐剤を用いる．

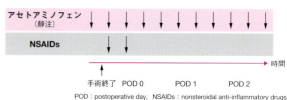

図1 観血的骨接合術（大腿骨）の鎮痛プロトコール

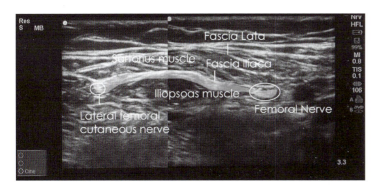

図2 腸骨筋膜下ブロックの超音波画像
薬液が腸骨筋前面で広がることを確認する（白い部分が薬液の広がり）．

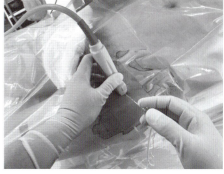

図3 腸骨筋膜下ブロックのプローブ位置
プローブは鼠径部で大腿骨の軸と平行に当てる．やや外側に当てると外側大腿皮神経を，また内側に当てると大腿神経を描写できる．

自分がこの手術を受けるなら

　現在でも多くの施設で，脊髄くも膜下麻酔単独やiv-PCAによる鎮痛を行っているが，自分がこの手術を受けるなら必ず末梢神経ブロックを希望する．また，効果について議論が続いているが，局所麻酔薬内にステロイドを添加し，作用時間の延長や効果の増強を期待したい．

　アセトアミノフェンの定期投与は，当院で開始した後，顕著に術後痛の訴えは軽減した．自分が手術する際も必ず定期投与を望む．また，突発的な痛みが強い場合はNSAIDs坐剤への抵抗は全くないため，すぐにでも施行してもらいたい．

参考文献
1) Anaesthesia 2012; 67: 85-98.
2) 大腿骨頚部/転子部骨折診療ガイドライン2011．東京：南江堂；2011．

（西池　聡）

Section 7 観血的骨接合術[足関節など]

1 はじめに

　足関節骨折は，下腿や足が固定された状態で直接外力が加わったり，ひねりや横方向・縦方向への力が足関節に及んだときに生じる．非常に強い痛みと歩行困難を伴い，放置することで骨折転位の拡大や周囲靱帯の損傷を来し，変形性足関節症や慢性痛に移行するため，早期の手術加療を必要とする．足関節は，脛骨，腓骨，距骨から構成され，その支配神経は大部分が脛骨神経である．距骨以下の骨は深腓骨神経が支配神経となる．皮膚感覚神経は，下腿外側から足前面は浅腓骨神経支配，足後面は脛骨神経支配であり，いずれも坐骨神経由来である．一方，下腿内側は大腿神経由来の伏在神経支配である．足関節の手術は，それ以下の骨折も含め坐骨神経をブロックすることで良好な鎮痛を得ることができる[1]．しかし，内顆骨折を含む場合，皮膚感覚神経は大腿神経由来であるため，必要に応じて伏在神経ブロックや創部浸潤麻酔を行う．

　膝関節以下の支配神経領域を図1に示す．

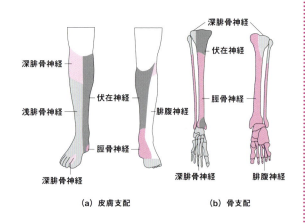

図1　膝関節以下の支配神経領域
ほとんどが坐骨神経由来の支配領域であるが，内側は大腿神経由来の伏在神経が支配する．

2 術後痛管理のストラテジー

　本疾患は，骨折部位にもよるが，通常術後1カ月は荷重をかけることができない．そのため，術後の活動度を維持するため健側の運動を保持しつつ，長時間の鎮痛が必要になる．

(1) 持続坐骨神経ブロックの使用

　健側の運動神経遮断を来す硬膜外ブロックは避け，持続坐骨神経ブロックを選択する．

(2) アセトアミノフェン，非ステロイド性抗炎症薬(nonsteroidal anti-inflammatory drugs：NSAIDs)の使用

　体動に伴う突出する痛みを予防するために，around the clock指示に準じ，アセトアミノフェンやフルルビプロフェンの定期反復投与を行う．

3 鎮痛プロトコール　図2

(1) 持続坐骨神経ブロック

　坐骨神経ブロックは膝窩法で行う．手術室入室後，仰臥位のまま枕の上に足を置き，患肢を挙上させる図3．膝窩部にリニアプローブを当て，脛骨神経と総腓骨神経が合流する部分をねらう図4．カテーテルの挿入は2cm未満とする．

　0.375％ロピバカインあるいはレボブピバカインを

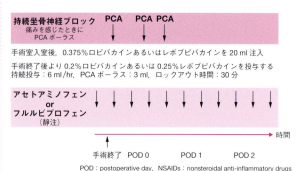

図2　観血的骨接合術（足関節など）の鎮痛プロトコール

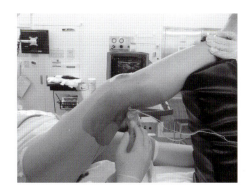

図3 坐骨神経ブロック（膝窩法）
仰臥位のまま枕の上に足を置き，患肢を挙上させ，膝窩部にリニアプローブを当てる．下腿は助手に支えてもらう．

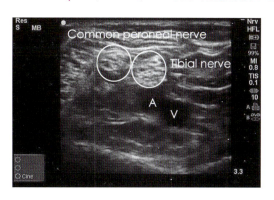

図4 坐骨神経ブロック（膝窩法）の超音波画像
膝窩よりやや上部の位置で，脛骨神経と総腓骨神経に分離する．

20 ml注入後，カテーテルより0.2％ロピバカインあるいは0.25％レボブピバカインを用いて投与する．設定は持続投与：6 ml/hr，患者自己調節鎮痛法（patient-controlled analgesia：PCA）ボーラス投与：3 ml，ロックアウト時間：30分．

(2) アセトアミノフェン，NSAIDs

追加鎮痛薬としてではなく，痛みの有無にかかわらず，アセトアミノフェン1,000 mg，もしくはフルルビプロフェン50 mgを手術終了時から6時間ごとに3日間，定期反復投与する．

自分がこの手術を受けるなら

当然，持続坐骨神経ブロックを希望する．しかし患者のなかには坐骨神経ブロックによる足のしびれや感覚低下を不快に感じる者も少なくない．そのため，上記の流量で，実際にどれだけのしびれや感覚低下を来すのか，体験してみたい．

また，内顆骨折の場合，伏在神経ブロックを併用しなければ高確率で足関節内側の痛みを訴える印象がある．自分の場合も必ず伏在神経ブロックは追加してほしい．

参考文献
1) J Foot Ankle Surg 2014; 53: 176-8.

（西池 聡）

Section 8 下肢切断術

1 痛みの性状と強さ

下肢切断術を施行される患者は，末期の閉塞性動脈硬化症や重度の糖尿病性血管病変による感染症など，全身状態が不良であることが多い．周術期管理に際しては，循環動態を安定させるためにも，末梢神経ブロックは必須となる．下肢切断術は，術後の断端痛が強く遷延痛を来しやすい．また，切断術を施行された患者の90％に，幻肢痛を認めるという報告もある[1]．術後長時間の末梢神経ブロックが幻肢痛を予防するとされている[2]ため，持続投与が望ましい．

下肢切断術の術式は大腿切断，下腿切断，足関節切断，足趾切断の4つに分類され，それぞれの術式において遮断すべき神経が異なる．大腿切断の場合，ブロックが必要な神経は皮膚支配神経は前面が大腿神経，外側が外側大腿皮神経，内側が閉鎖神経，後面が後大腿皮神経であり，筋組織，大腿骨の支配神経は大腿神経，坐骨神経である．下腿切断は，皮膚内側が伏在神経，外側・後面が腓腹皮神経（下位の場合は浅腓骨神経），筋組織・下腿骨は脛骨神経と総腓骨神経支配である．足関節以下の切断の場合，皮膚の前面が浅腓骨神経，後面・外側が腓腹神経，内側が伏在神経支配，筋組織は内側・後面が脛骨神経，外側が総腓骨神経支配，骨組織はほとんどが脛骨神経支配である．

2 術後痛管理のストラテジー

下肢切断術の目標は，術後の断端痛，幻肢痛を防ぐために確実な除痛を施すことにある．そのため，切断位置によって遮断神経が異なることを考慮し，末梢神経ブロックの施行部位を選択する 表．

3 鎮痛プロトコール 図

(1) 末梢神経ブロック

【大腿切断】

持続腰神経叢ブロック＋持続坐骨神経ブロック（傍仙骨法）．0.375％ロピバカインあるいはレボブピバカインを各15 ml注入後，各カテーテルより0.2％ロピバカインあるいは0.25％レボブピバカインを用いて投与する．設定は持続投与：6 ml/hr，患者自己調節鎮痛法（patient-controlled analgesia：PCA）ボーラス：3 ml，ロックアウト時間：30分．

抗凝固・抗血栓療法の場合，腰神経叢ブロックは避ける．持続大腿神経ブロック：薬液内容と投与設定は腰神経叢ブロックと同様．外側大腿皮神経，閉鎖神経前肢・後枝に各0.2％ロピバカインあるいは0.25％レボブピバカインを5 mlずつ注入．

表 末梢神経ブロックの施行部位

切断部位	施行すべきブロック①	施行すべきブロック②
大腿切断	腰神経叢ブロック ※抗凝固・抗血栓療法の場合は，大腿神経，外側大腿皮神経，閉鎖神経をそれぞれブロック	坐骨神経ブロック（傍仙骨法）
下腿切断	内転筋管ブロック	坐骨神経ブロック（臀下部法）
足関節切断	内転筋管ブロック	坐骨神経ブロック（膝窩法）
足趾切断	伏在神経ブロック（傍伏在静脈）	坐骨神経ブロック（膝窩法）

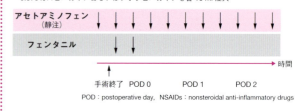

図 下肢切断術の鎮痛プロトコール

POD：postoperative day，NSAIDs：nonsteroidal anti-inflammatory drugs

【下腿切断】

　持続内転筋管ブロック＋持続坐骨神経ブロック（殿下部法）．薬液内容と投与設定は大腿切断と同様．

【足関節切断】

　持続内転筋管ブロック＋持続坐骨神経ブロック（膝窩法）．薬液内容と投与設定は大腿切断と同様．

【足趾切断】

　伏在神経ブロック（傍伏在静脈）＋坐骨神経ブロック（膝窩法）．0.375％ロピバカインあるいはレボブピバカインを各10 ml注入．

(2) アセトアミノフェン

　追加鎮痛薬としてではなく，痛みの有無にかかわらず，1,000 mgを手術終了時から6時間ごとに3日間，定期反復投与する．

(3) 追加鎮痛薬

　PCAを使用している場合は，PCAボーラスを行う．術直後の強い痛みに対しては，オピオイド（フェンタニル）を静脈内に投与する．

自分がこの手術を受けるなら

　できることなら受けたくない手術である．ペインクリニック外来患者にも，下肢切断術後の遷延した断端痛，幻肢痛の患者は多く，その患者の多くが全身麻酔のみでの管理を受けていた．切断か所に沿った末梢神経ブロックによって確実に除痛してもらい，少しでも幻肢痛の発現を予防してもらうことを希望する．2か所同時の持続投与の場合，局所麻酔薬中毒を回避する目的から，やや少なめで投与することが多いが，可能であれば痛みの訴えに応じて，そのつど各末梢神経ブロックの持続投与量を変更してもらいたいのが本心である．また，術直後の突発的な痛みには，すぐにでもフェンタニルを静注してもらいたい．できるかぎり，術後痛を作らないことが下肢切断術のミソである．

参考文献

1) Anesth Analg 2010; 111: 1308-15.
2) J Clin Anesth 2007; 19: 226-9.

（西池　聡）

Chapter 8

整形外科椎体手術

- **Section 1** 骨盤骨折に対する観血的接合術：創外固定術
- **Section 2** 骨盤骨折に対する観血的接合術：内固定術
- **Section 3** 椎体固定術［側彎症を含む］
- **Section 4** 椎弓切除術および椎弓形成術

Section 1 骨盤骨折に対する観血的接合術：創外固定術

1 痛みの性状と強さ

　骨盤骨折は高エネルギー外傷に伴い発生する疾患であり，不安定骨盤骨折は致死率が約10-20％程度と致命的である．治療早期には，早期診断と適切な輸液・輸血療法によりバイタルサインの安定化を図る．また，不安定骨盤を整復固定して骨盤内腔を狭小化させることによる内出血のコントロール，動脈損傷を合併した場合の動脈塞栓術など，集学的治療を必要とする．特に緊急時には，治療抵抗性の低血圧の改善と骨盤の一時的安定性を得るために，創外固定が施行される．一方，内固定術が必要な場合は，受傷より5日以上経過して容態が安定してから手術が計画されることが多い．また，骨盤骨折は高エネルギー外傷に伴うため，他の部位の損傷を高率に合併する．胸部および腹部外傷，骨幹部骨折など骨盤以外の損傷の存在が，術後の鎮痛管理に大きく影響を与える．

2 術後痛管理のストラテジー

【バイタルサイン，凝固能障害】

　不安定骨盤骨折では3-10 l に及ぶ内出血のリスクがあるため，大量の輸液・輸血療法が必要となる．希釈性の凝固障害，血小板数の低下などにより，体幹の神経ブロックは施行できないことが多い．また，損傷か所が多い症例では区域麻酔を駆使して鎮痛コントロールを図るには範囲が広すぎるなど，さまざまな状況に応じた鎮痛プロトコールが必要となる．

【体位保持の困難】

　術前には不安定骨盤のため，また，術後には創外固定器具のために，希望する区域麻酔を施行するのに十分な体位をとることができない．

【術後鎮静の必要性】

　術後，気管挿管下に人工呼吸管理される場合も多い．この場合は鎮静薬に加え，フェンタニルなどのオピオイドの持続投与も必要である．

3 鎮痛プロトコール

(1) オピオイド

　モルヒネにはヒスタミン遊離作用があり血圧低下を来しやすいため，骨盤骨折の急性期ではモルヒネよりもフェンタニルが好まれる．集中治療室における成人重症患者に対する痛み・不穏・せん妄管理のための臨床ガイドラインでは，フェンタニルに対し0.7-10 µg/kg/hrとかなり多い投与量が設定されている[1]が，バイタルサイン，鎮静度，人工呼吸器の設定など状況に応じて投与量を決定する．患者の状態に合わせてタイトレーションすることが重要である．

【フェンタニルの持続静注】

　フェンタニル：0.5-10 µg/kg/hrを持続投与する．高用量は調節呼吸時のみとする．薬液内容例（体重50 kg，0.7 µg/kg/hrの場合）：フェンタニル800 µg＋生理食塩液34 ml（計50 ml：16 µg/ml）を2 ml/hrで投与．

【モルヒネ持続静注】

　2 mg/hrから開始する．モルヒネ：2-30 mg/kg/hrを持続投与する．高用量は調節呼吸時のみとする．薬液内容例（体重50 kg，2 mg/kg/hrの場合）：塩酸モルヒネ50 mg＋生理食塩液45 ml（計50 ml：1 mg/ml）を2 ml/hrで投与．

(2) アセトアミノフェン

　マルチモーダル鎮痛の概念に従い，アセトアミノフェンを投与してもよい．ただし，肝損傷が存在する場合は定時投与を控える．アセトアミノフェン静注薬を手術終了30分前より投与．1,000 mg/回，以後6時間おきに投与．経腸管的に投与できる場合は内服薬に切り替える．アセトアミノフェンは500-1,000 mg/回，4,000 mg/日を超えないようにする．

(3) 非ステロイド性抗炎症薬（nonsteroidal anti-inflammatory drugs：NSAIDs）

　骨盤骨折ではコンパートメント症候群や遷延する低血圧などで腎機能障害を来す可能性があるため，急性期ではNSAIDsは使用しない．

自分がこの手術を受けるなら

　前述のとおり，骨盤骨折は高エネルギー外傷であり，高率に多部位の損傷が同時に存在する．体位変換は不可能な場合が多く，硬膜外麻酔や神経ブロックなどの区域麻酔の選択肢は限られている．自分自身は，が不安定骨盤輪骨折を受傷し（考えたくもないが），バイタルサインも安定しているため術後抜管されるものとする．不安定骨盤輪骨折は不安定性が解消されるだけで鎮痛効果が認められるとの報告があるが，できるだけの鎮痛処置はしてもらいたい．骨盤創外固定に腹横筋膜面ブロック[2]や腰方形筋ブロックが有効であったとの報告もある．これらの神経ブロックで効果が得られる理由は，骨盤に付着する筋肉の緊張を減少させるためと考えられているが，可能ならば施行してほしい．また，アセトアミノフェンの定時投与も忘れないでほしい．

参考文献

1) 日集中医誌 2014; 21: 539-79.
2) Pain Med 2014; 15: 166-70.

（瓜本　言哉）

Section 2 骨盤骨折に対する観血的接合術：内固定術

1 痛みの性状と強さ

前項参照．

2 アプローチ

骨盤骨折は骨盤輪骨折と寛骨臼骨折とに分かれる 図1．不安定骨盤輪骨折は創外固定が最終的な観血的整復固定術となることも多いが，仙腸関節の動揺性に改善が必要な場合には内固定術が計画される．

骨折部位によってアプローチ方法が異なるので，事前に外科医に聞いておく必要がある．前方アプローチの場合は恥骨結合から約3cm頭側で横切開，もしくは臍下から恥骨結合の数cm上まで縦切開するmodified Stoppa approach 図2-a，腸骨稜から鼠径部にかけて切開するilioinguinal approach 図2-b がある．また，後方アプローチの場合は上後腸骨棘より数cm尾側外側より大転子から大腿骨に沿って切開するKocher–Langenbeck approach 図2-c などが選択される．当院においては仙骨骨折に対しては伏臥位でM型プレートによる固定が行われる．

3 術後痛管理のストラテジー

(1) 選択しうる術後鎮痛法

i）持続硬膜外麻酔または持続腰神経叢ブロック，ii）持続大腿神経ブロック＋オピオイドの持続投与，または経静脈的患者自己調節鎮痛法（intravenous patient-controlled analgesia：iv-PCA），iii）麻薬性鎮痛薬の持続投与またはiv-PCA．

(2) 区域麻酔が施行できる場合

可能であれば，硬膜外麻酔や持続腰神経叢ブロックなどの区域麻酔法を選択したい．皮膚切開は下部胸椎からL1領域にまで及ぶため，大腿神経ブロックではカバーできない．硬膜外カテーテルをL1/2，L2/3に挿入できれば皮切部の鎮痛は十分である．しかし，痛みのために体位をとることが難しいため，全身麻酔導入後に手技を行うことが多い．全身麻酔導入後の硬膜外麻酔を含む神経ブロック手技については賛否両論あり，施行しない麻酔科医もいるであろう．また，血栓予防を行わない場合，骨盤骨折の深部静脈血栓症の発生率は61％と高率に認められる[1]．したがって，術後積極的に抗凝固療法が行われるため，硬膜外麻酔など

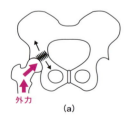
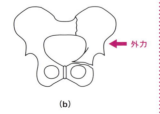

図1　骨盤骨折
(a) 寛骨臼骨折：大腿骨頭を通じて大きな外力が伝わる．
(b) 骨盤輪骨折：骨盤に直接大きな外力が加わる．

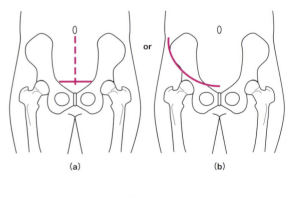

図2　内固定術のアプローチ方法
(a) modified Stoppa's approach
(b) ilioinguinal approach
(c) Kocher–Langenbeck approach

体幹深部の区域麻酔を施行できないことがある．硬膜外麻酔を施行する場合には，抗凝固療法の開始時期とカテーテル抜去のタイミングについて主治医とコンセンサスを形成することが必要である．これらの状況から実際の現実的な鎮痛法として，持続大腿神経ブロックに0.5-0.7 μg/kg/hrのフェンタニルの持続投与やiv-PCAを組み合わせることが多い．

(3) 区域麻酔が施行できない場合

オピオイドの持続投与もしくはiv-PCAを行う．内固定を施行する時期には患者は抜管されている場合も多く，その場合は呼吸抑制に注意した薬液濃度および投与量の選択が必要である．

4 鎮痛プロトコール

(1) 硬膜外麻酔

0.1-0.2%ロピバカイン，もしくは0.125-0.25%レボブピバカインに2-5 μg/mlのフェンタニル，もしくは0.0125-0.03 mg/mlのモルヒネを混注し，4-6 ml/hrで投与する．

(2) 持続腰神経叢ブロック

0.1-0.2%ロピバカイン，もしくは0.125-0.25%レボブピバカインを4-10 ml/hrで投与する．

(3) 持続大腿神経ブロック

0.1-0.2%ロピバカイン，もしくは0.125-0.25%レボブピバカインを4 ml/hrで投与．

(4) フェンタニル（iv-PCA）

❶ **薬液内容**：フェンタニル3,000 μg＋メトクロプラミド30 mg＋生理食塩液54 ml（計120 ml：25 μg/ml）．

❷ **投与設定**：持続投与：1 ml/hr，ボーラス投与：1 ml/回，ロックアウト時間：15分．

(5) モルヒネ（iv-PCA）

❶ **薬液内容**：モルヒネ50 mg＋メトクロプラミド10 mg＋生理食塩液43 ml．

❷ **投与設定**：持続投与：なし，ボーラス投与：1 ml/回，ロックアウト時間：10分．

(6) アセトアミノフェン

アセトアミノフェン静注薬：閉創30分前より1,000 mg/回，以後6時間おきに投与．アセトアミノフェン内服：500-1,000 mg/回，4,000 mg/日まで．

自分がこの手術を受けるなら

もし，自分が骨盤骨折の内固定術を受けるとしたら，全身麻酔導入前の体位変換は厳しいので，全身麻酔導入後に硬膜外カテーテルの挿入をお願いしたい．全身麻酔中の硬膜外麻酔は施行しないという立場の麻酔科医も多いだろうが，自分のときは信頼している先生に全身麻酔導入後に施行してもらいたい．しかし，現実には貧血や血液凝固能などの全身状態，抗凝固療法を術後ただちに開始しないという条件をクリアしなければならず，硬膜外麻酔が適用にならない場合も多い．

抗凝固療法を術後ただちに行う場合は姑息的ではあるが，持続大腿神経ブロックをお願いしたい．寛骨臼骨折には大腿骨骨折を伴っていることが多く，持続大腿神経ブロックは良い適用ではないだろうか．もちろん皮切部位を十分にカバーしていないので，オピオイドのiv-PCAを追加してもらう．アセトアミノフェンは執刀前より開始し，それ以降6時間おきの定時投与もお願いしたい．

参考文献

1) Injury 2013; 44: 1710-20.

（瓜本 言哉）

Section 3 椎体固定術 [側彎症を含む]

1 痛みの性状と強さ

椎体固定術においては椎体，椎間板，各種靱帯，硬膜，神経根鞘，椎間関節，筋膜や筋肉といった多様な組織が手術によって損傷を受ける．それぞれの組織へは脊髄神経から分岐する脊髄神経後枝が深部筋肉や術創部である背部の皮膚へ，髄膜枝が椎体や靱帯に分布し，さらに交通枝を通じて交感神経節と接続する．椎体固定術は術創範囲が広いことや障害されうる組織の多様性により術後痛管理に難渋することが多い．実際，2013年のAnesthesiology誌[1]で報告された全術式における術後痛ランキングによると脊椎手術の痛みの強さは1-2椎間，多椎間の椎体固定術が堂々の2位と3位に，側彎症手術は6位にランクインされている．この報告で単椎間の術式が多椎間より上位を占めているのは，術創の大きさから実際の医療現場で痛みは軽度と判断され，十分な鎮痛プロトコールが施行されていなかった可能性がある．

また，近年，椎体固定術はminimally invasive spine transforaminal lumbar interbody fusion(MIS-TLIF)という，より侵襲度の低い術式が施行されるようになってきているため，侵襲に見合った鎮痛プロトコールの検討が今後必要である．

2 術後痛管理のストラテジー

脊椎手術は術後3日間が痛みのピークとされるため，この期間における集中的な鎮痛プロトコールが必要となる．基本的にはオピオイドによる鎮痛を主体に，以下のポイントを押さえた鎮痛プロトコールを施行する．

(1) 経静脈的患者自己調節鎮痛法(intravenous patient-controlled analgesia：iv-PCA)

すべての手術のなかでもトップクラスの痛みの強さと術式の侵襲の違いに対応するため，iv-PCAによりオピオイドを投与し，個人の痛みの強さや薬剤への感受性に応じた効果的な血中濃度を維持できるようにする．特に側彎症では若年者の手術が多く，術後悪心・嘔吐(postoperative nausea and vomiting：PONV)の発生頻度が高いため工夫が必要である．

(2) マルチモーダル鎮痛

各鎮痛薬の効果を最大に，かつ副作用を最小にするため，異なった機序の鎮痛薬を複数組み合わせて使用する，マルチモーダル鎮痛の概念に則った鎮痛管理を行う．

(3) アセトアミノフェン，非ステロイド性抗炎症薬(nonsteroidal anti-inflammatory drugs：NSAIDs)

アセトアミノフェンとNSAIDsの併用は，どちらかの薬剤の単剤使用と比べると効果が高いが，併用時の内服量や併用による副作用の検討はわが国では結論が出ていない．

3 使用薬剤のストラテジー

(1) アセトアミノフェン

アセトアミノフェンは，最大投与量を遵守するかぎり目立った副作用がなく，あらゆる鎮痛薬と組み合わせることができるため，マルチモーダル鎮痛の要となる．静注薬は効果の発現が速やかなため，周術期には最適である．米国麻酔科学会(American Society of Anesthesiology：ASA)のTask Forceにおいても特別な理由のないかぎり，アセトアミノフェンもしくは以下に述べるNSAIDsの，シクロオキシゲナーゼ(cyclooxygenase：COX)-2阻害薬の定時使用を推奨している．

(2) NSAIDs

NSAIDsは骨の治癒を遅らせるとの報告は多数認められるが，術後2週間以内の通常濃度での使用は問題ないとの解析がある．痛みの増悪時に，レスキューとしてフルルビプロフェンなどを単回使用することには，大きな問題はないと考えられる．

(3) オピオイド

椎体固定術は多椎間に及んだり開胸操作を必要としたりと，術式によって侵襲度が異なるため，それに応

じた投与設定が望ましい．

(4) ケタミン

ケタミンはN-methyl-D-aspartate（NMDA）受容体拮抗薬であり，痛覚過敏や薬剤耐性の形成を軽減させる可能性がある．0.5 mg/kg以下の使用方法であれば悪夢などの副作用はさほど考慮しなくてもよい．0.15-0.5 mg/kgを麻酔導入と同時に麻酔補助薬のイメージで静脈内投与することで，マルチモーダル鎮痛を構成する薬剤として役割を果たす[2]．

(5) プレガバリン

海外では術前にプレガバリンやガバペンチンを内服することが，マルチモーダル鎮痛に則った鎮痛プロトコールに組み込まれている．そこでは，75-300 mg/回とかなり高用量の設定になっているが，術後のめまいや覚醒時間の延長が指摘されている．わが国においては検討が十分とはいえないため，年齢や体格を考慮して，内服歴のない症例においては25-50 mg/回から開始するのがよいだろう．すでに内服中の場合は手術前に定時分を内服する．

4 鎮痛プロトコール　図

(1) アセトアミノフェン

アセトアミノフェン静注薬投与を手術終了30分前に開始するが，投与量は年齢に応じて調節する．以後も，年齢や体重，患者の状態に応じて投与量を適宜調節して，6時間おきに投与する．経口摂取可能な状態になってもNSAIDsの禁忌がある場合は，アセトアミノフェンの内服を開始する．アセトアミノフェンによる肝機能障害は0.9％程度で認められるため，2 g/日を超える投与は急性期痛での使用にとどめる．

❶ **薬液内服**：成人で1,000 mg/回，小児は15 mg/回を6時間おきに定時投与する．
❷ **投与設定**：成人は500 mg-1,000 mg/回，4,000 mg/日まで．小児は15 mg/kg/回，60 mg/kg/日まで．

(2) オピオイドiv-PCA

若年者の側彎症手術，特に開胸操作を伴う場合には，痛みが強い．また，若年者ではPONVの発生率が高いため，ボーラス投与量を異なる設定にして対応している．成人においては通常ロックアウト時間を20分に設定しているが，痛みが強い場合は10分に変更している．

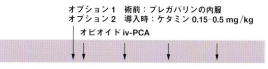

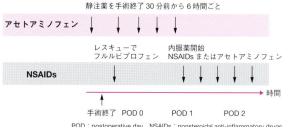

フェンタニル
iv-PCA
　① 成人脊椎固定術の場合
　　薬液内容：フェンタニル3,000 μg（60 ml）＋メトクロプラミド30 mg（6 ml）＋生理食塩液54 ml（計120 ml）
　　投与設定：持続投与：1 ml/hr，ボーラス投与：1 ml，ロックアウト時間：10-20分
　② 若年者の側彎症手術の場合（体重40 kgの場合）
　　薬液内容：フェンタニル2,400 μg（48 ml）＋メトクロプラミド30 mg（6 mg）＋生理食塩液66 ml
　　投与設定① 開胸操作を伴う場合：
　　　持続投与：1 ml/hr，ボーラス投与：1 ml，ロックアウト時間：10分
　　投与設定② 開胸操作を伴わない場合：
　　　持続投与：1 ml/hr，ボーラス投与：0.5 ml，ロックアウト時間：10分

静注薬を手術終了30分前から6時間ごと
アセトアミノフェン

レスキューで　　内服薬開始
フルルビプロフェン　NSAIDsまたはアセトアミノフェン
NSAIDs

手術終了　POD 0　POD 1　POD 2　時間

POD：postoperative day，NSAIDs：nonsteroidal anti-inflammatory drugs

図 脊椎固定術，側彎症手術の鎮痛プロトコール

【成人の脊椎固定術の場合】
❶ **薬液内容**：フェンタニル3,000 μg，生理食塩液54 ml，メトクロプラミド30 mg（計120 ml：25 μg/ml）．
❷ **投与設定**：持続投与：1 ml/hr，ボーラス投与：1 ml/回，ロックアウト時間：10-20分．

【若年者の側彎症手術の場合】
❶ **薬液内容**：若年者の場合，PONVの発生率が高いため，ボーラスの投与量を半量に設定している．また，開胸操作を伴う場合は成人と同様のボーラス量に増量する 表1．
❷ **投与設定**：表2のように設定する．

(2) NSAIDs

当院では，静注液であるフルルビプロフェンが術後の鎮痛時のレスキューとして組み込まれている．内服が可能となった時点で，ロキソプロフェンナトリウムやセレコキシブなどの内服を開始する．NSAIDsの禁忌がある場合は，アセトアミノフェンの内服を開始する．

処方例：ロキソプロフェンナトリウム60 mg/回，1日3回．セレコキシブ200 mg/回，1日2回．

表1 若年者の体重と側彎症手術における薬液内容

体重	生理食塩液（ml）	メトクロプラミド（mg）	フェンタニル（μg）
40 kg	66	30	2,400
45 kg	60	30	2,700
50 kg 以上	54	30	3,000

表2 若年者の側彎症手術における投与設定

iv-PCA 設定	後方固定術のみ	開胸＋後方脊椎固定
持続投与量	1 ml/hr（0.5 μg/kg/hr）	1 ml/hr（0.5 μg/kg/hr）
ボーラス投与量	0.5 ml	1 ml
ロックアウト時間	10 分	10 分

iv-PCA：intravenous patient-controlled analgesia（経静脈的患者自己調節鎮痛法）

自分がこの手術を受けるなら

(1) デクスメデトミジン

デクスメデトミジンの術中使用は，保険適用の観点からは一般的な使用方法ではない．しかし，脊椎手術において術中使用した群では使用しなかった群と比較してPONVなどQoR40の快適性に関わる項目が優れていたという報告があり[3]，術後早期回復という観点からは好ましい選択肢であると考えている．当院においては側彎症の手術や多椎間にわたる脊椎固定術の際に外科医の了承を得て，術中から使用している．自分が手術を受けるときも，ぜひ術中から0.5 μg/kg/hrで投与し，抜管後は半量0.25 μg/kg/hrに減量して術後にも継続して投与してもらいたい．しかし，繰り返しになるが全身麻酔併用は保険適用外である．

(2) 持続硬膜外麻酔

術中，術野から硬膜外腔に留置したカテーテルを介した持続硬膜外麻酔による鎮痛効果は高く，有用性を示した多くの報告がある．オピオイドによるiv-PCAよりも持続硬膜外麻酔による術後鎮痛のほうが有効と示したメタ解析もある．しかし整形外科医の理解と協力，好みの問題もあり，これらの報告の存在は知りつつも選択していない施設も多いだろう．もし，自分が椎体固定術を受けることになったとしたら，ぜひ試してみたい術後鎮痛法である．

参考文献

1) Anesthesiology 2013; 118: 934-44.
2) J Anaesthesiol Clin Pharmacol 2017; 32: 160-7.
3) J Neurosurg Anesthesiol 2013; 25: 16-24.

（瓜本 言哉）

Section 4 椎弓切除術および椎弓形成術

1 痛みの性状と強さ

椎弓切除術は、脊柱管狭窄症に対して椎弓を切除し、脊柱管のスペースを拡大することで症状の原因となっている部位を除圧する手術である。解剖学的には椎体固定術と同様の組織が侵襲されるため、同じような性質の痛みを呈すると考えられるが、椎弓根へのスクリュー操作がない点や椎間関節への侵襲度が低い点で椎弓切除術のほうが痛みは軽度と考えられる。

しかし、一口に椎弓切除術といっても、棘突起を含む両側の椎弓を切除する症例から、内視鏡手術で片側の椎弓の開窓にとどまる症例まで、症例によって手術侵襲は異なる。また、椎弓切除術では脊柱起立筋の剥離が必要なのに対し、内視鏡手術であれば剥離は最小限でよい。さらに、手術する範囲や頸椎か腰椎かという手術部位でも痛みの強さは異なる。Anesthesiology誌の痛みの強さに関する報告[1]においては、椎弓切除術の痛みは後方除圧術が90位、頸部の1-2椎間の椎弓切除で91位、腰椎の片側の椎弓切除で116位と椎体固定術の痛みの強さより低いランキングとなっている。

椎弓切除術と椎弓形成術の痛みの差について検討した報告は認められないが、手術操作としては椎弓形成術では解放した椎弓の間に自己のグラフトや人工骨をネジ止めする操作が加えられることから、椎弓形成術のほうが椎弓切除術よりも痛みが強い印象がある。術前に術者と話し合い、手術内容に応じた術後鎮痛プロトコールを計画する必要がある。

2 術後痛管理のストラテジー

(1) 経静脈的患者自己調節鎮痛法 (intravenous patient-controlled analgesia：iv-PCA)

1-2椎間の切除では術後のオピオイドの持続投与は不要である。多椎間の手術についてはオピオイドの持続投与、またはiv-PCAを考慮する。

(2) 術後早期回復 (enhanced recovery after surgery：ERAS)

ERASの観点から術後の早期回復を目指すため、それぞれの鎮痛法の副作用を最小にするためマルチモーダル鎮痛を適用する。

3 鎮痛プロトコール 図

(1) アセトアミノフェン

手術当日はアセトアミノフェン静注薬の定時投与を行う。手術終了30分前に投与を開始する。経口摂取可能となったら内服に切り替える。アセトアミノフェン静注薬は閉創30分前より1,000 mg/回、以後6時間おきに投与。内服は500-1,000 mg/回、4,000 mg/日までとする。

(2) フェンタニル

手術終了1時間前よりフェンタニルを2-4 μg/kgを静脈内投与する。

(3) 非ステロイド性抗炎症薬 (nonsteroidal anti-inflammatory drugs：NSAIDs)

当院では、静注液であるフルルビプロフェンが術後

オプション1　術前：プレガバリンの内服
オプション2　導入時：ケタミン 0.15-0.5 mg/kg
オプション3　術野での局所麻酔薬の筋層、皮下への投与

フェンタニル 2-4 μg/kg 静注

手技が多椎間にわたる場合：フェンタニル持続静注など
投与例（体重 50 kg の場合）
フェンタニル 600 μg＋メトクロプラミド 10 mg＋生理食塩液 36 ml
2 ml/hr

静注薬を手術終了30分前から6時間ごと
アセトアミノフェン

レスキューで　内服薬開始
フルルビプロフェン　NSAIDsまたはアセトアミノフェン

NSAIDs

手術終了　POD 0　POD 1　POD 2　時間

POD：postoperative day, NSAIDs：nonsteroidal anti-inflammatory drugs

図 椎弓切除術および椎弓形成術の鎮痛プロトコール

の鎮痛時のレスキューとして組み込まれている．経口摂取が可能となった時点でロキソプロフェンナトリウムやセレコキシブなどの内服を開始する．NSAIDsの禁忌がある場合はアセトアミノフェンの内服を開始する．処方例：ロキソプロフェンナトリウム：60 mg/回を1日3回．セレコキシブ：200 mg/回を1日2回．

(4) ケタミン

麻酔導入時に0.15-0.5 mg/kgを静脈内投与する．

(5) プレガバリン

〔本章Section 3　椎体固定術[側彎症を含む]　❸使用薬剤のストラテジー (5)プレガバリンの項 (p.105)参照〕

術前より内服している場合は内服を継続する．わが国におけるマルチモーダル鎮痛としての内服方法は確立していないが，内服歴のない場合は25-50 mg を内服させるのが妥当と考えられる．

(6) 術野での局所浸潤麻酔

椎弓切除における術創部の局所浸潤麻酔は古くから行われている．2017年の最新のメタ解析では手術1時間後の痛みスコア，最初の鎮痛薬投与までの時間，オピオイドの消費量に改善が認められた[2]．

多椎間にわたる椎弓切除，椎弓形成術で強い術後痛が予想される場合は，オピオイドの持続投与やiv-PCAを検討してもよい．患者背景によって調節する．

【フェンタニル（静脈内持続投与）】

0.5 µg/kg/hr程度で持続投与する．

❶ 薬液内容：フェンタニル600 µg＋メトクロプラミド10 mg＋生理食塩液36 ml（計50 ml：12 µg/ml，以下，体重50 kgの場合）．

❷ 投与設定：2 ml/hrで投与する．

【フェンタニル（iv-PCA）】

❶ 薬液内容：フェンタニル1,000 µg＋メトクロプラミド10 mg＋生理食塩液18 ml（計40 ml：25 µg/ml）．

❷ 投与設定：持続投与：1 ml/hr，ボーラス投与：1 ml/回，ロックアウト時間：20分．

【モルヒネ（iv-PCA）】

❶ 薬液内容：モルヒネ50 mg＋メトクロプラミド10 mg＋生理食塩液43 ml（計50 ml：1 mg/ml）．

❷ 投与設定：持続投与：なし，ボーラス投与のみ：1 ml/回，ロックアウト時間：10分．

自分がこの手術を受けるなら

術前・術中・術後と周術期を通じて十分な鎮痛を図り，痛みの入力を最小限にすることで術後の痛覚過敏，痛みの末梢性感作，中枢性感作を軽減させる先行鎮痛（preventive analgesia）という概念がある[3]．自分が手術を受けるときには，この考え方に沿って各種薬剤を投与してもらいたい．また，マルチモーダル鎮痛の概念も加味して，導入時にケタミン0.5 mg/kg，執刀前よりアセトアミノフェン静注薬を開始し，そこから6時間ごとに投与してもらう．こうすることで手術中のレミフェンタニルやフェンタニルの使用量を減量することができ，さらにはNMDA受容体拮抗薬であるケタミンの効果から術後の痛み閾値低下の予防が期待できる．また，区域麻酔も併用してもらいたい．腰椎の手術であればL1からL5まで効果範囲が及ぶthoracolumber interfascial plane blockを施行してもらい，自らその有効性を実感してみたい[3]．区域麻酔が不可能な場合は局所浸潤麻酔を筋層および皮下組織に閉創前に施行してほしい．これら複数の異なる鎮痛方法を組み合わせたマルチモーダル鎮痛で，どのくらい鎮痛効果が持続するのかを自ら体験してみたい．もし，術式が多椎間の頸部の椎弓形成術や，多椎間の腰部の椎弓および棘突起を摘出する後方手術であるとするなら，術中に投与されたワンショットのフェンタニルだけでは不安が残るので，間歇的投与のモルヒネiv-PCAをつなげてもらいたい．

参考文献

1) Anesthesiology 2013; 118: 934-44.
2) Spine 2017; 42: 1088-95.
3) LiSA 2017; 24: 996-9.

（瓜本 言哉）

Chapter 9 泌尿器科手術

Section 1 経尿道的切除［TUR］手術

Section 2 腹腔鏡下腎摘出術

Section 3 膀胱全摘, 回腸導管手術
〜硬膜外麻酔を施行する場合〜

Section 4 膀胱全摘, 回腸導管手術
〜硬膜外麻酔を施行できない場合〜

Section 5 ロボット支援手術
［前立腺摘出および腎部分切除術］

Section 6 精巣摘出術

Section 1 経尿道的切除[TUR]手術

1 はじめに

　経尿道的切除（transurethral resection：TUR）手術は，泌尿器科が設置されている病院であれば，ほとんどの施設で行われているであろう，一般的な手術である．代表的な術式として，経尿道的前立腺切除術（transurethral resection of the prostate：TUR-P），経尿道的膀胱腫瘍切除術（transurethral resection of the bladder tumor：TUR-Bt）がある．本手術を受ける患者は高齢者が多いため，麻酔管理上さまざまな問題をはらんでいる場合が少なくない．

　一般外科では創部に対する鎮痛処置の必要性が十分認識されているのに対して，TUR手術では表面的には明らかな創がないため，鎮痛処置が軽んじられる傾向にある．さらに術後の尿道カテーテル留置に伴う膀胱テネスムス（膀胱しぶり）症状は，痛み，しぶり感，尿意など，さまざまな症状を呈して苦痛を助長させるため，十分術後鎮痛が必要である．

2 痛みの性状と強さ

　術中の麻酔法の選択が術後鎮痛にもつながるため，ここでは術中の麻酔管理も含めて解説する．

　TUR手術では，TUR症候群の早期発見のために術中に意識を保つことを原則とする．これは，低ナトリウム血症による意識の変化のみならず，膀胱穿孔や大量出血などの早期発見にも有用である．そのため，一般的には区域麻酔が選択されることが多い．その他，深部静脈血栓症の発生率が少ない，出血量が少ないなどの点からも区域麻酔が推奨されている．しかし，区域麻酔が禁忌または拒否する患者では全身麻酔が必要となる．

　前立腺と膀胱頸部の内臓痛の感覚は，大部分がS2・3神経根から発し，骨盤内臓神経と伴走する求心性副交感神経線維を介して伝わる．膀胱の感覚はT11からL2へと下方に広がる神経根に由来する下腹神経叢の交感神経を介して伝達される．また，体性神経S2・3から出た陰部神経が外陰部，尿道，会陰部に分布し，感覚を支配している[1]．そのため，区域麻酔で行う場合には膀胱伸展による不快感を防ぐためにT10までの麻酔高が，また，尿道内に内視鏡を挿入するためにはS2-4の麻酔が必要である．

　TUR手術操作自体はさほど痛みを伴うものではない．しかし，術後3-5日間の尿道カテーテル留置が必要となり，それに伴うカテーテル関連痛や，膀胱刺激症状が患者の主な訴えとなる．

　特にTUR-P術後には止血目的に尿道カテーテルの牽引固定が必要となる．尿道を膨らませたバルーンカテーテルを牽引固定することにより膀胱底部が刺激され，膀胱テネスムスと呼ばれる強いいきみ感，頻回な尿意，尿道痛を引き起こす．牽引固定は術後約18-24時間行う．牽引固定の解除によりテネスムス症状は消失することが多い．

　TUR-Btでは，腫瘍部位，ステージ，切除病変数により痛みは変化する[2]．腫瘍部位は三角部より側壁に位置する腫瘍ほど，ステージは深達度が深いほど痛みは強い．また，膀胱刺激症状の要因の一つに，切除による膀胱粘膜の炎症が考えられるため，切除数が多い場合や切除範囲が広い場合は痛みが強い．

3 術後痛管理のストラテジー

　TUR手術を受ける患者には高齢者が多く，膀胱テネスムスを含む膀胱刺激症状により夜間不眠や術後せん妄を生じることがある．安静を守れず止血が不十分になれば，術後出血量の増加を来す可能性もあるため，これら症状の軽減を図ることは術後痛管理のうえで重要である．

　前述したように，術中の麻酔法の選択が術後鎮痛にもつながる．脊髄くも膜下麻酔をはじめとする区域麻酔を選択した場合には，術直後の鎮痛薬必要量が全身麻酔と比べて少ないことは利点の一つである．しかし，脊髄くも膜下麻酔であれば術後2-3時間で鎮痛効果は失われるため，非ステロイド性抗炎症薬（nonsteroidal anti-inflammatory drugs：NSAIDs）やアセトアミノフェンなどの非オピオイド鎮痛薬が必要となる．

TUR-Pでは術後の膀胱テネスムス症状の緩和を目的に硬膜外麻酔を行ってもよい．ただし，術中にT10-S4の麻酔範囲が必要であることを考えると，硬膜外麻酔単独では術中管理が難しいため，脊髄くも膜下麻酔との併用で行う場合が多い．

全身麻酔を選択した場合には，術中にフェンタニルの単回投与を行い，術後はNSAIDsやアセトアミノフェンなどの非オピオイド鎮痛薬，あるいはフェンタニルの経静脈的患者自己調節鎮痛法（intravenous patient-controlled analgesia：iv-PCA）もしくは持続静脈内投与を行ってもよい．

4 鎮痛プロトコール

(1) 脊髄くも膜下麻酔

手術時間が長くないなどの理由から，脊髄くも膜下麻酔は持続硬膜外麻酔より一般に好まれている．また，硬膜外麻酔で時に生じる仙骨神経根の不完全なブロックを，脊髄くも膜下麻酔では避けることができる．

❶ **穿刺部位**：L3-4，場合によりL4-5．
❷ **薬液内容**：高比重ブピバカイン2-3 mlもしくは等比重ブピバカイン3-4 ml．

(2) 硬膜外麻酔

単独，あるいは脊髄くも膜下硬膜外併用麻酔（combined spinal-epidural anesthesia：CSEA）で行う．硬膜外麻酔単独の場合，時に仙骨神経根の不完全なブロックを生じるため，注意が必要である．

❶ **穿刺部位**：L3-4，またはL4-5より尾側に挿入．
❷ **薬液内容**：0.2％ロピバカインあるいは0.185％レボブピバカイン．
❸ **投与設定**：持続投与：3-5 ml/hr〔硬膜外患者自己調節鎮痛法（patient-controlled epidural analgesia：PCEA）の場合は，3-5 ml/hr〕，ボーラス投与：2-3 ml，ロックアウト時間：10-30分．

(3) オピオイド

フェンタニルのiv-PCAもしくは持続静脈内投与で行う．

❶ **薬液内容**：フェンタニル600 μg（12 ml）＋生理食塩液18 ml（計30 ml：フェンタニル20 μg/ml）．術後悪心・嘔吐（postoperative nausea and vomiting：PONV）のリスクが高ければ，ドロペリドール2.5 mg（1 ml）を添加し，計30 mlとなるようにする．
❷ **投与設定**：持続投与：1 ml/hr，ボーラス投与：1 ml，ロックアウト時間：10分．

(4) NSAIDs

追加鎮痛薬として，痛みが増悪した場合に使用する．坐剤は薬物吸収がよく，しかも胃腸障害が少ないため，広く一般的に用いられている．ジクロフェナクナトリウム25-50 mgを6時間以上あけて，1日2回まで．高齢者や腎機能障害を有する患者では，慎重な投与が必要である．

(5) アセトアミノフェン

追加鎮痛薬として，NSAIDsが使用できない場合などに用いる．手術終了時に静注薬であるアセリオ® 1,000 mg（体重50 kg以下の場合，15 mg/kg）を投与し，その後も痛みの有無にかかわらず，同量を6時間ごとに定期投与する．あるいは痛みが増悪した場合に使用し，投与間隔は4-6時間あけ，1日総量は4,000 mg（体重50 kg以下の場合，60 mg/kg）とする．高齢者や肝機能障害を有する患者では，慎重な投与が必要である．

> **Column　微量モルヒネ添加くも膜下麻酔**
>
> TUR-P術後の膀胱テネスムス症状を改善する目的で，脊髄くも膜下腔に塩酸モルヒネを投与し，その有効性を検討した研究がある[3]．局所麻酔薬単独群と比べて，0.1 mgモルヒネ添加群でテネスムス症状の有意な改善が認められ，体重あたりの坐剤使用量も有意に減少した．呼吸抑制などの重篤な副作用も認められなかった．モルヒネの脊髄内への浸透は30-60分と遅いが，8-36時間の鎮痛効果をもたらすといわれている．
>
> TUR-Pに対する麻酔法として硬膜外麻酔を用いる施設も多い．モルヒネの脊髄くも膜下投与は，硬膜外腔へのモルヒネ投与と同等の鎮痛効果を得ている．モルヒネ添加脊髄くも膜下麻酔は，硬膜外穿刺と比べて手技が簡便であること，長時間にわたり良好な鎮痛が得られること，硬膜外カテーテル挿入が不要で感染のリスクや術後ケアの負担が少ないことなどの利点が挙げられている．膀胱テネスムス症状は術後24時間以内で強いため，追加投与は不要と考えられ，効果が不十分な場合は坐剤などで対処可能である．これらを総合し，麻酔の手技的簡便さや確実性から，モルヒネ添加脊髄くも膜下麻酔がより有用な麻酔となる可能性が示唆されている．

参考文献

1) Miller's anesthesia. 6th ed. Philadelphia: Elsevier Churchill Livingstone; 2005. p. 2217-43.
2) ISRN Urol 2011; ID895874.
3) 日本ペインクリニック学会誌 2003; 10: 145-9.

（安藤 千尋／内野 博之）

Section 2 腹腔鏡下腎摘出術

1 はじめに

近年，腹部外科領域において低侵襲手術として腹腔鏡下手術が普及した．その良好な成績と術後の早期回復が評価され，症例数は増加の一途をたどっている．泌尿器科領域でも，副腎，腎臓，尿管や前立腺の腫瘍に対する手術の他に，ドナー腎の摘出などにも腹腔鏡下手術が施行されている．

腹腔鏡下手術は従来の開腹手術と比較して，創が小さく，術後の鎮痛薬使用量は有意に少ない．また，歩行開始までの時間，経口摂取開始までの時間，入院期間，社会復帰までの時間などが有意に短縮されたことからも生活の質（QOL）に優れた低侵襲手術として急速に普及した．

2 痛みの性状と強さ

腹腔鏡下腎摘出手術における腎へのアプローチとしては，経腹膜的あるいは後腹膜的などがあり，手術手技としては，鉗子のみで操作するもの（pure-laparoscopy）と，用手的な介助を追加する（hand assisted laparoscopic surgery：HALS）ものがある．いずれも側腹部に3–5個の5–12 mmの腹腔鏡ポート用の皮膚切開がおかれ，すべての手術操作が腹腔鏡下に行われた場合でも，遊離した腎臓を腹腔内から摘出するのに腹部に5–7 cmの小切開が必要となる．また，HALS法ではこの小切開創を利用して，術者あるいは助手の手を腹腔内に挿入した手術操作が行われる．

腹腔鏡下腎摘出術の術後痛は，ポート挿入部の創部痛，腹部痛（内臓痛），肩部痛（関連痛）の3つに大別される[1]．術後早期の痛みの主な原因は，ポート挿入部の創部痛と腹部痛である．

創部痛は主に侵害受容性の痛みで，特に腎臓摘出の際の傍腹直筋部（主に腎がんの場合）もしくはドナー腎に対して（Pfannenstiel切開）の小切開部の痛みがもっとも強い．腹部痛は，腸の牽引，臓器の圧排，腹壁の伸展など内臓や腹壁への機械的刺激が原因である．

内臓への刺激は自律神経系を介して伝達され，局在性のない痛み，あるいは漠然とした不快感として感じる．一方で，腹壁への刺激は局所の脊髄神経へ直接投影されるため，より強い局在性の痛みである．肩部痛（関連痛）は，二酸化炭素による気腹に伴う直接的な影響や，横隔膜が機械的に伸展されることなどにより起こると考えられている．痛みの程度は軽度である．

3 術後痛管理のストラテジー

開腹手術と比べて創が小さいため，術後痛は明らかに軽度で硬膜外麻酔は必要ないと考える．術中からの間歇的なフェンタニル投与に加え，フェンタニルの経静脈的患者自己調節鎮痛法（intravenous patient-controlled analgesia：iv-PCA），あるいは持続静脈内投与を行う．さらにアセトアミノフェンといった非オピオイド鎮痛薬によるマルチモーダル鎮痛を行う．術後は片腎となることから腎機能温存を考慮し，非ステロイド性抗炎症薬（nonsteroidal anti-inflammatory drugs：NSAIDs）の使用は控える．

オピオイドの全身投与量を減量させることは，早期離床や早期経口摂取再開の観点からも有益である．また，腹腔鏡手術では，前述のようにさまざまな起源に伴う痛みが生じるため，各種鎮痛薬を組み合わせて用いる多角的鎮痛法は有用であり，さらに体幹神経ブロックや局所浸潤麻酔を併用してもよいと思われる．

4 鎮痛プロトコール

(1) オピオイド

術中からのフェンタニルの間歇的な投与に加え，iv-PCAもしくは持続静脈内投与で行う．

❶ 薬液内容：フェンタニル120–150 µg（24–30 ml）と生理食塩液を合わせ，計60 mlとなるように調整（フェンタニル20–25 µg/ml）．術後悪心・嘔吐（postoperative nausea and vomiting：PONV）のリスクが高ければ，ドロペリドール2.5 mg（1 ml）を添加し，計60 mlとなるようにする．

❷ **投与設定**：持続投与：1 ml/hr，ボーラス投与：1 ml，ロックアウト時間：10分．

(2) 神経ブロック

腎摘出の際の小切開部を主なターゲットとして施行する．腹横筋膜面ブロック（transversus abdominis plane block：TAPB）や，腹直筋鞘ブロック（rectus sheath block：RSB）を超音波ガイド下に行う．

TAPBは側腹部TAPB（後方TAPB）を施行する．側腹部中腋窩線上で腸骨稜と肋骨弓最下点との中間レベルでのアプローチで，主に下腹部（T10-L1）の筋・筋膜および皮膚知覚が遮断される．0.375-0.5%ロピバカインを15-30 ml使用する．

RSBは，傍腹直筋部の切開部上端で施行する．薬液の注入量に応じて矢状方向に拡散して多分節（T7-12）の遮断効果を期待できる．0.375-0.5%ロピバカインを10-15 ml使用する．患者の体格により局所麻酔薬の量や濃度を調整する．極量3 mg/kgを超えないように注意する．

(3) 局所浸潤麻酔

長時間作用性の局所麻酔薬が適用となり，主に術中に術者により0.2-0.75%のロピバカインやレボブピバカイン（極量3 mg/kgを超えないように注意する）を用いて創部の皮内や皮下に施行する．

(4) アセトアミノフェン

手術終了時にアセリオ® 1,000 mg（体重50 kg以下の場合，15 mg/kg）を点滴投与し，その後も痛みの有無にかかわらず，同量を6時間ごとに定期投与する．術後，経口摂取可能となった時点で経口薬に変更する（例：カロナール® 200-500 mg，3錠/日）．

>
>
> **自分がこの手術を受けるなら**
>
> 腹腔鏡手術といえども5-7 cmの小切開が加わるのであれば，フェンタニルのiv-PCAに加え，体幹神経ブロックを是非お願いしたい．また，腹腔鏡手術はPONVの危険因子であり，オピオイドの全身投与量を減じるためにも，ブロックに加えて，非オピオイド鎮痛薬を積極的に用いたマルチモーダル鎮痛をしっかりと行ってほしい．
>
> 肩部痛（関連痛）の程度は軽度とされているが，人によっては強く感じることもあるようである．術中の低い気腹圧が関連痛を減らすという報告もあり，術中に十分な筋弛緩を効かすとともに，術者にも可能なかぎり留意して行ってほしい．

Column　腹腔鏡手術と肩痛

腹腔鏡手術の術後に，肩の痛みを訴える患者に遭遇することがある．その機序はいまだ解明されていないが，発生原因として，気腹による横隔膜の伸展，二酸化炭素から形成される炭酸による腹膜刺激，高二酸化炭素血症による交感神経刺激，また局所の炎症反応や消化管の粘膜虚血などが考えられている．

特に，二酸化炭素による局所のアシドーシス，気腹による横隔膜の筋線維の機械的伸展によって，横隔神経が刺激される．横隔神経は主にC4から起こり，C3，C5の頸神経からの補助枝からなる．その刺激が末梢神経を伝わって脊髄に入力される際に，同じレベルの脊髄（C3-5）に入力している皮膚や筋の領域に痛みとして感じ，痛覚過敏を起こす[2]と考えられている．

ドナー腎摘出術において気腹圧が低い群（7 mmHg）で有意に肩部痛が減ったという報告[3]もあり，気腹圧を下げることが術後の肩の痛みを軽減するのに有効な可能性がある．

参考文献

1) Acta Anaesthesiol Scand 2014; 58: 219-22.
2) J Pain Res 2016; 9: 653-60.
3) Clin Transplant 2013; 27: 478-83.

（安藤 千尋／内野 博之）

Section 3 膀胱全摘,回腸導管手術
～硬膜外麻酔を施行する場合～

1 はじめに

膀胱全摘とそれに伴う回腸導管をはじめとする尿路変更術は,浸潤性膀胱がんに対する標準的な術式である.泌尿器科手術ではもっとも侵襲が大きい手術の一つであり,創も大きく臍から恥骨レベル(皮膚の知覚神経としてはT10-12)で,術後痛は強い.

現在,消化器外科領域では術後回復強化(enhanced recovery after surgery:ERAS)プログラムが普及しているが,泌尿器科領域でも取り入れられつつある.膀胱全摘は尿路変更で腸切を伴うことから,ERASの有用性が検討されており[1],術後痛管理,早期離床や歩行が提唱されている.ERAS群では鎮痛薬の必要量が顕著に少なかった[2]という報告もある.

近年,本術式は内視鏡下に行われることもあり,その場合にはより小さい創ですむため,開腹と比べて術後痛は軽度である.

2 痛みの性状と強さ

前述したように,皮膚切開は臍から恥骨レベルに及ぶ.術後痛はこの創部局所の痛みだけでなく,臓器および腸管操作の侵襲に伴う内臓痛も加わる.

創部局所の痛みは,皮膚や筋肉への物理的侵襲と,局所の組織損傷による炎症反応によるもので,限局された知覚神経によって伝達される.そのため,局在性のある鋭い痛みである.

内臓痛は,管腔臓器の内圧上昇や臓器被膜の伸展などにより引き起こされる.痛みを含む内臓の感覚は自律神経系を介して伝達される.骨盤内臓器はT7-S4と比較的広範囲な神経支配を受けており,また小腸の感覚神経線維はT5-11へ投射される.このように,神経支配は複数の脊髄分節にまたがっており,内臓痛は内臓組織の損傷とは必ずしも関連せず,局在性が不明瞭で深く鈍い痛みと感じる.

術後痛は,横隔膜に近いほど呼吸に影響されやすく,創部や手術周辺臓器を安静にできないため痛みは強い.そのため一般的に上腹部と比べると下腹部手術時の術後痛は軽度と考えられる.

3 術後痛管理のストラテジー

本術式ではERASプログラムの有用性が検討されており,適切な痛みのコントロールは早期経口摂取,早期離床といった術後の回復能力の強化へとつながる.そのため安静時痛だけでなく,咳嗽や体動時痛もコントロールできていることが望ましい.また,術後悪心・嘔吐(postoperative nausea and vomiting:PONV)を起こすことなく,腸管運動を抑制しないような管理が必要である.そのため術後管理の基本は,硬膜外麻酔をメインに,アセトアミノフェンあるいは非ステロイド性抗炎症薬(nonsteroidal anti-inflammatory drugs:NSAIDs)などの非オピオイド鎮痛薬を併用し,全身的なオピオイド投与量の節減を図っていくマルチモーダル鎮痛である.

腸切を伴う回腸導管手術における,麻痺性・癒着性イレウスや吻合部縫合不全・狭窄といった腸管合併症の頻度は9.7-22.7%と報告されている[3].硬膜外麻酔を施行することにより副交感神経優位となり,腸管蠕動運動が促進され,術後の腸管合併症を減らし,食事開始時期を早めることができる.また,硬膜外麻酔を施行することで,術後早期の鎮痛を良好に行うことができ,さらに全身性のオピオイド投与量の節減により,早期離床を妨げる要因の一つであるPONVの発生を減らすことができる.術後早期離床・歩行で腸管運動が改善されるといったエビデンスは少ないが,腸管運動にマイナスとなることはなく,やはり硬膜外麻酔による痛みのコントロールは重要である.

硬膜外カテーテルは術後72時間留置することが推奨されている[1].また,下腹部の手術においては硬膜外カテーテルを胸椎下部か腰椎上部に挿入することが多い.骨盤神経領域の麻酔域確保のためには比較的大量の局所麻酔薬が必要となるが,十分な鎮痛を得るためには少量のオピオイド(フェンタニルもしくはモル

ヒネ）を混注する．

非オピオイド鎮痛薬は，痛みの有無によらずに定期的に投与されることが推奨されている[1]．これにより，頓服使用に比べ，鎮痛薬の総投与量を減ずることができるといわれている．

4 鎮痛プロトコール 図

(1) 持続硬膜外麻酔

❶ **穿刺部位**：T11-L1（T9-11）から挿入．

❷ **薬液内容**：0.2%ロピバカイン（アナペイン®）あるいは0.185%レボブピバカイン（ポプスカイン®）に2-4 μg/mlのフェンタニル，もしくは0.0125-0.025 mg/mlのモルヒネを混注する．

❸ **投与設定**：4-6 ml/hrで持続投与を行い，硬膜外患者自己調節鎮痛法（patient-controlled epidural analgesia：PCEA）の場合は，4-6 ml/hrで持続投与を行い，ボーラス投与2-3 ml，ロックアウト時間：10-30分とする．

(2) アセトアミノフェン，NSAIDs

アセトアミノフェン：手術終了時にアセリオ® 1,000 mg（体重50 kg以下の場合，15 mg/kg）を投与し，その後も痛みの有無にかかわらず，同量を6時間ごとに定期投与する（術後，経口摂取可能となった時点で経口薬に変更する）．

NSAIDs：追加鎮痛薬として，痛みの増悪時に使用する．フルルビプロフェン50 mgの点滴静注をレスキューで行う．また，投与間隔として6時間以上あけること．経口摂取可能となった時点で，消化性潰瘍や出血のリスクが低いとされるシクロオキシゲナーゼ（COX)-2選択性の高いNSAIDsへと変更する．

アセトアミノフェンとNSAIDsの選択においては，消化管，心血管系，肝・腎機能への臓器障害性と，薬物過敏反応発現の可能性について考慮する．

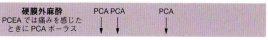

図 膀胱全摘・回腸導管手術（硬膜外麻酔が可能な場合）の鎮痛プロトコール

自分がこの手術を受けるなら

鎮痛の面だけでなく，イレウスといった術後合併症を減じるためにも，確実に硬膜外麻酔を効かせてほしい．また，PONVが怖いので，硬膜外麻酔への麻薬の添加はなしか少量でお願いしたい．その代わりNSAIDsやアセトアミノフェンといった非オピオイド鎮痛薬を積極的に使用して，硬膜外麻酔でカバーできない可能性のある骨盤領域の鎮痛を図っていきたい．

参考文献

1) Clin Nutr 2013; 32: 879-87.
2) J Urol 2014; 191: 335-40.
3) Eur Urol 2007; 51: 397-401.

（安藤 千尋／内野 博之）

Section 4 膀胱全摘，回腸導管手術 〜硬膜外麻酔を施行できない場合〜

1 はじめに

外科系領域では周術期血栓塞栓症予防のため，以前から早期離床が推奨されてきたが，近年は積極的な周術期の抗凝固療法が普及している．また，本手術を受ける患者は比較的高齢者が多いため，麻酔管理上もさまざまな問題をはらんでいる場合が少なくない．抗凝固療法を受けている患者の増加や，その他の危険因子から，硬膜外麻酔を施行できない症例も増加している．本項では硬膜外麻酔を施行できない場合の術後痛管理について解説する．

2 術後痛管理のストラテジー

皮膚切開が臍から恥骨レベルに及ぶだけでなく，内臓の広範な操作を必要とする本手術における術後鎮痛には，術後回復強化（enhanced recovery after surgery：ERAS）プログラムの面からも，硬膜外麻酔の施行が推奨されている．しかし，さまざまな要因により硬膜外麻酔が施行できない場合には，鎮痛効果の高いオピオイドが主体となる．しかし，術後の痛みをオピオイドだけで抑えようとしても，体動時の鎮痛は難しい．また，体動時の痛みを抑えようと多量のオピオイドを用いると過度の鎮静や術後悪心・嘔吐（postoperative nausea and vomiting：PONV）によって早期の離床が妨げられ，さらに消化管機能の低下により経口摂取が遅れ，ERASプログラムの支障となりうる[1]．速やかな術後回復のためにも，このような術後痛の強い症例では，オピオイドに体幹神経ブロックや非オピオイド鎮痛薬を併用するマルチモーダル鎮痛で，全身性のオピオイド投与量の節減を図る必要がある．硬膜外麻酔を用いなくても，適切な術後痛管理が行われれば，硬膜外麻酔群に比べて術後2日目までの鎮痛コントロールによる患者満足度では劣るものの，病院滞在日数や消化管機能の回復，その他の合併症の発生に差はないとされている[2]．

神経ブロックは，主に下腹部領域の手術に適用となる側腹部での腹横筋膜面ブロック（transversus abdominis plane block：TAPB）を行う．TAPBを併用することで，術後24時間までの痛みが軽減することが示されている[3]．ただしTAPBは脊髄神経前枝のみを遮断するため，硬膜外麻酔に比べて体性痛には効くが内臓痛には効かないという欠点があり，オピオイドは必要である．

同様に，アセトアミノフェンや非ステロイド性抗炎症薬（nonsteroidal anti-inflammatory drugs：NSAIDs）のみでは，術後痛に対して不十分であることが多いが，オピオイドと併用することによりオピオイドの使用量，さらには副作用を減らすことができる．周術期では経口投与が困難であるため，静脈内投与が可能な鎮痛薬を用いる．

3 鎮痛プロトコール 図

(1) オピオイド

フェンタニル，あるいはモルヒネによる経静脈的患者自己調節鎮痛法（intravenous patient-controlled analgesia：iv-PCA）もしくは持続静脈内投与で行う．

【フェンタニル】

❶ 薬液内容：フェンタニル120–150 μg（24–30 ml）と生理食塩液を合わせ，計60 mlとなるように調整（フェンタニル20–25 μg/ml）する．PONVのリスクが高ければ，ドロペリドール2.5 mg（1 ml）添加し，計60 mlとなるようにする．

❷ 投与設定：持続投与：1 ml/hr，ボーラス投与：1 ml，ロックアウト時間：10–15分．

【モルヒネ】

❶ 薬液内容：モルヒネ50 mg（5 ml）と生理食塩液を合わせ，計50 mlとなるように調整（モルヒネ1 mg/ml）する．PONVのリスクが高ければ，ドロペリドール2.5 mg（1 ml）を添加し，計50 mlとなるようにする．

❷ 投与設定：持続投与なし，ボーラス投与：1 ml，ロックアウト時間：10–15分．

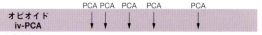

術前のTAPブロックまたは閉創時の創部への局所浸潤麻酔
(TAPブロックの場合は，片側15 ml以上投与する．ロピバカインまたはレボブピバカインを用い，極量の3 mg/kgを超えないようにする)

オピオイド
iv-PCA

フェンタニル
(1) 持続投与
　投与薬液：フェンタニル1,000 μg（20 ml）+ドロペリドール2.5 mg（1 ml）
　　　　　　+生理食塩液29 ml（計50 ml）
　投与設定：1 ml/hr
(2) iv-PCA
　投与薬液：フェンタニル2,000 μg（40 ml）+ドロペリドール2.5 mg（1 ml）
　　　　　　+生理食塩液59 ml（計100 ml）
　投与設定：持続投与：1 ml/hr，ボーラス投与：1 ml，ロックアウト時間：
　　　　　　10-15分

モルヒネ
iv-PCA
　投与薬液：モルヒネ50 mg（5 ml）+ドロペリドール2.5 mg（1 ml）+
　　　　　　生理食塩液44 ml（計50 ml）
　投与設定：持続投与：なし，ボーラス投与：1 ml，ロックアウト時間：
　　　　　　10-15分

アセトアミノフェン（静注）

経口摂取可能となった時点で，経口薬に変更する

NSAIDs

レスキューとして使用．経口摂取可能となった時点で，経口薬に変更する

手術終了　POD 0　　POD 1　　POD 2
POD：postoperative day，NSAIDs：nonsteroidal anti-inflammatory drugs

図 膀胱全摘・回腸導管手術（硬膜外麻酔を施行できない場合）の鎮痛プロトコール

術中に使用した麻酔薬の効果が残存していたり，病棟で新たに鎮静薬や鎮痛薬が投与されたりした場合などは，呼吸抑制や舌根沈下，意識レベルの低下を生じる可能性がある．オピオイドの持続投与を行っている間は，経皮的動脈血酸素飽和度を含めたモニタリングを行う．

(2) 神経ブロック

超音波ガイド下に側腹部TAPB（後方TAPB）を施行する．側腹部中腋窩線上で腸骨稜と肋骨弓最下点との中間レベルでのアプローチで，主に下腹部（T10-L1）の筋・筋膜および皮膚知覚が遮断される．両側に0.2-0.375%ロピバカイン15-30 mlずつ，または0.2-0.5%レボブピバカイン15-30 mlずつを注入する（患者の体格により局所麻酔薬の量や濃度を調整する．極量3 mg/kgを超えないように注意する）．

単回TAPBでの鎮痛効果は多くの場合，持続時間は24時間程度であろうと推測される．施行のタイミングは，先行鎮痛効果と超音波画像上で各組織などの同定が容易可能なことを考慮すると，皮膚切開前に施行するほうが有用性が高いと考えられる．術後に施行する場合には，局所麻酔薬の血漿濃度が中毒域に達した場合の中枢神経症状の観察を，時間をかけて行う（投与後の血漿ロピバカイン濃度は15-45分後に最高点に達する）．

(3) 局所浸潤麻酔と持続創部浸潤麻酔

長時間作用性の局所麻酔薬が適用となり，主に術中に術者により0.2-0.75%のロピバカインやレボブピバカイン（極量3 mg/kgを超えないように注意する）を用いて創部の皮内や皮下に施行される．利点としては，簡便であることが挙げられるが，局所麻酔薬の注入部位が適切ではなく，皮内のみである場合には筋に作用せず，有効な鎮痛効果が得られない可能性の他，創部が広くなると高用量の局所麻酔薬が必要になることが欠点として挙げられる．このため，創部に沿って多孔式のカテーテルを留置して局所麻酔薬を持続的に創部に投与するcontinuous wound infusion（CWI）を用いることで，単回の局所投与の欠点を補うことができる．レボブピバカイン250 mgを200 mlの生理食塩液に投与して最初の24時間を5 ml/hrで投与する[2]．

(4) アセトアミノフェン，NSAIDs

〔"Section 3　膀胱全摘，回腸導管手術〜硬膜外麻酔を施行する場合〜　④鎮痛プロトコール (2)アセトアミノフェン，NSAIDs"の項（p.115）参照〕

自分がこの手術を受けるなら

この手術を受けるなら，本来ならば硬膜外麻酔を施行したいところである．施行できないなら，フェンタニルによるiv-PCAに加え，体幹神経ブロックをしっかりと効かせてもらい，さらに非オピオイド鎮痛薬も積極的に併用してほしい．神経ブロックは，先行鎮痛や術中・術後の麻薬投与量の節減の面からも，術前のタイミングで行ってほしい．ただし，本手術は手術時間も長いことが予想され，覚醒時あるいは回復室などで強い体性痛を感じる場合には，有害事象に注意しながら追加ブロックも検討してほしい．

参考文献
1) World J Surg 2013; 37: 259-84.
2) PLoS One 2014; 9: e103971.
3) Reg Anesth Pain Med 2015; 40: 239-44.

（安藤　千尋／内野　博之）

Section 5 ロボット支援手術［前立腺摘出および腎部分切除術］

1 はじめに

近年，手術支援ロボット"ダヴィンチ（da Vinci®）"を用いた手術が増加しており，泌尿器科領域では前立腺がんに対するロボット支援下前立腺切除術（robot-assisted laparoscopic radical prostatectomy：RARP）が2012年より保険適用となってから急速に拡大し，標準術式となりつつある．また，腎がんに対するロボット支援下腎部分切除術（robot-assisted laparoscopic partial nephrectomy：RAPN）も2016年4月より保険適用が得られ，施行する施設が増えてきている．

ロボット支援下手術は，従来の内視鏡手術と比較して，より細やかな手術手技を可能とし，手術操作に起因する術後合併症の減少に寄与する．また，手術に伴う創が小さいため術後痛も軽度で，出血量も少なく，より早い術後の回復が見込める．

2 痛みの性状と強さ

ロボット支援手術は創部が小さいため，術後痛は開腹術と比較して明らかに軽度である．さらに，インストゥルメントアームによる操作では，ポートと創部の摩擦やずれが少ないため，局所の炎症が少なく，術後痛も通常の内視鏡手術よりも小さい[1]．

RARPでは，臍を中心に5-12 mmの計6か所のポートが挿入される．RAPNでは，腫瘍へのアプローチ法として経腹膜到達法と経後腹膜到達法があり，ポート位置が異なるが，両アプローチ法ともに腹部から側腹部にかけて5-12 mmの計5カ所のポートが挿入される．ロボット支援下手術の術後痛の主な原因はこのポート挿入部の創部痛であり，痛みの程度は軽度から中等度とされ，術後4日ほどで著しく改善していく．また，術後早期の痛み/不快感の原因として，周囲組織の損傷や腹壁の伸展，臓器の圧排などによる軽度の腹部痛がある．術後5日目以降は，尿道カテーテル関連，陰茎，膀胱痙攣による痛み/不快感が主となる[2]．

RARPでは術後3-4日でドレーンも抜去され，尿道カテーテルは術後1週間ほどで抜去となる．RAPNでは，より早期に尿道カテーテル抜去となるため，尿道カテーテル関連痛/不快感はRALPと比べ少ないと考えられる．

3 術後痛管理のストラテジー

開腹手術と比べて術後痛は明らかに軽度であるため，硬膜外麻酔は必要ないと考える．術中からの間歇的なフェンタニル投与を行う．フェンタニルの経静脈的患者自己調節鎮痛法（intravenous patient-controlled analgesia：iv-PCA），あるいは持続静脈内投与も基本的には不要であるが，症例に応じて対応する．

さらに，アセトアミノフェンや非ステロイド性抗炎症薬（nonsteroidal anti-inflammatory drugs：NSAIDs）によるマルチモーダル鎮痛を行う．オピオイドの全身投与量を減量させることは，早期離床や早期経口摂取再開の観点からも有益であり，各種鎮痛薬を組み合わせて用いるマルチモーダル鎮痛は有用である．

4 鎮痛プロトコール

(1) オピオイド

フェンタニルの術中からの間歇的な投与を行う．術後のiv-PCAや持続静脈内投与は基本的には不要と考えるが，症例に応じて対応する．以下に，フェンタニルのiv-PCAおよび持続静脈内投与を行う場合のプロトコールを示す．

❶ **薬液内容**：フェンタニル120-150 µg（24-30 ml）と生理食塩液を合わせ，計60 mlとなるように調整（フェンタニル20-25 µg/ml）．術後悪心・嘔吐（postoperative nausea and vomiting：PONV）のリスクが高ければ，ドロペリドール2.5 mg（1 ml）を添加し，計60 mlとなるようにする．

❷ **投与設定**：持続投与：1 ml/hr，ボーラス投与：1 ml，ロックアウト時間：10分．

(2) アセトアミノフェン，NSAIDs

〔"Section 3　膀胱全摘，回腸導管手術〜硬膜外麻酔を施行する場合〜　❹鎮痛プロトコール (2)アセトアミノフェン，NSAIDs"の項（p.115）参照〕

>
> **自分がこの手術を受けるなら**
>
> 　ロボット支援手術の気腹時の筋弛緩薬が不十分であると，術野の視野が悪くなったり，鉗子のワーキングスペースが小さくなったりするばかりか，術後痛（筋肉痛）が生じることもあるため，鎮痛だけでなく術中に十分な筋弛緩を効かせることにも留意してほしい．
> 　術中からのフェンタニルの間歇的投与で，効果部位濃度がしっかりある状態で目覚めたい．また，術後痛の主な要因がポート挿入部の創痛であることから，長時間作用性の局所麻酔薬による局所浸潤麻酔もできればお願いしたい．しかし，局所浸潤麻酔の効果も8–16時間程度と考えられ，術後は痛みの有無にかかわらず，アセリオ®の定時投与による鎮痛のベースを作ってほしい．また，尿道カテーテル関連の痛み/不快感に対しては，NSAIDsの坐剤で対処していきたい．

参考文献

1) 手術後鎮痛のすべて．東京：文光堂；2013．p.137–42.
2) J Endourol 2014; 28: 544–8.

（安藤　千尋／内野　博之）

Section 6 精巣摘出術

1 はじめに

精巣摘出術は精巣腫瘍に対する高位精巣摘出術のほか，精巣捻転や外傷などによって肉眼的精巣構造に不可逆的変化の生じた場合や精巣の良性疾患，前立腺がんのホルモン治療の一部として行われる．

精巣腫瘍は若年層に多く，20-30歳代に発症のピークがある．進行が速く，全身に転移しやすいという特徴から早期治療が重要で，精巣腫瘍が疑われたら無条件で摘出術が適用となる．精巣腫瘍に対しては基本的に高位精巣摘出術が行われ，精索を切断・結紮する必要があるため，鼠径部での切開が行われる．それに対し，精巣捻転や前立腺がんに対する精巣摘出術は陰嚢皮膚の切開で行われる．いずれも手術自体の侵襲は低く，術後早期に退院となる．

本項では，成人に対する高位精巣摘出術の術後鎮痛について解説する．

2 痛みの性状と強さ

鼠径部から陰嚢上部の皮膚知覚はL1に由来する腸骨鼠径・腸骨下腹神経で，陰嚢の皮膚知覚は前方が腸骨鼠径神経と陰部大腿神経(L1・2)，後方が陰部神経(S2-4)の会陰枝である．内部の精巣は，発生起源が腎臓と同じであるため，その神経支配は腎臓や尿道上部と類似し，T10-L1までの脊髄分節に及ぶ[1]．そのため，高位精巣摘出術の麻酔を区域麻酔で行う場合には，T10レベルまでの麻酔高が必要となる．

術後痛は，創部の皮膚や筋肉への物理的侵襲による侵害受容性の痛みと，手術操作による組織や臓器の炎症や機械的刺激・圧迫などによる局在性のない漠然とした不快感，鈍痛として感じる内臓痛からなる．本術式では，切開創も小さく，組織損傷も少ないことから，いずれも痛みの程度は軽度である．術後痛の強さは手術直後に最大であり，そのほとんどは非オピオイド鎮痛薬の内服で軽快し，時間の経過とともに消失する．

3 術後痛管理のストラテジー

精巣腫瘍に対する高位精巣摘出術は手術時間が短く，合併症を有さない若年者に多いこと，準緊急的に手術が行われる場合が多いなどの理由から，脊髄くも膜下麻酔で行われることが多い．その場合，術中の麻酔の延長で術後鎮痛が行われる．そのため鎮痛薬の全身投与と比較して有効な鎮痛が得られ，術直後の鎮痛薬必要量が全身麻酔と比べて少ないことは利点の一つである．

しかし，個体差はあるものの，脊髄くも膜下麻酔であれば術後2-3時間で鎮痛効果は失われるため，非ステロイド性抗炎症薬(nonsteroidal anti-inflammatory drugs：NSAIDs)やアセトアミノフェンなどの非オピオイド鎮痛薬が必要となる．合併症などを有し区域麻酔が行えない場合には，全身麻酔が選択される．術中のオピオイドの間歇的投与に加え，非オピオイド鎮痛薬を用いる．また，フェンタニルの経静脈的患者自己調節鎮痛法(intravenous patient-controlled analgesia：iv-PCA)，あるいは持続静脈内投与を行ってもよい．また，腸骨鼠径・腸骨下腹神経ブロックや局所浸潤麻酔の併用も有用である．腸骨鼠径・腸骨下腹神経ブロックは，長時間作用性の局所麻酔薬(ロピバカイン，レボブピバカイン)を用いた場合には6-8時間の効果が期待できる[2]．しかし，皮膚と限局した腹壁の筋肉だけを支配しており，内臓痛，精索・精巣への刺激は抑制できないため，オピオイドもしくは非オピオイド鎮痛薬の併用が必要である．

4 鎮痛プロトコール

(1) 脊髄くも膜下麻酔

手術時間が30分-1時間程度と短い，精巣腫瘍の患者においては合併症を有さない若年者が多い，準緊急的に手術が行われるなどの理由から，脊髄くも膜下麻酔で行われることが多い．術中はT10レベルまでの麻酔高が必要となる．

❶ 穿刺部位：L3-4，場合によりL4-5．

❷ **薬液内容**：高比重ブピバカイン2-3 mlもしくは等比重ブピバカイン3-4 ml．

(2) オピオイド

フェンタニルを術中から間欠的に投与するフェンタニルのiv-PCAもしくは持続静脈内投与を行ってもよい．

〔薬液内容，投与設定については"Section 1　経尿道的切除［TUR］手術　❹鎮痛プロトコール (3)オピオイド"の項（p.111）参照〕

(3) 腸骨鼠径・腸骨下腹神経ブロック

麻酔科医もしくは術者により行われる．麻酔科医が行う場合には，手術開始前に行う．超音波ガイド下に0.2-0.375%ロピバカインを用い10-30 ml使用する．患者の体格により麻酔薬の量や濃度を調整する（投与量上限は3 mg/kg）．

(4) 局所浸潤麻酔

長時間作用性の局所麻酔薬が適用となり，主に術中に術者により0.2-0.75%のロピバカインやレボブピバカインを用いて創部の皮内や皮下に施行される．

(5) NSAIDs

痛みの増悪時に使用する．坐剤は薬物吸収がよく，しかも胃腸障害が少ないため，広く一般的に用いられている．高い除痛効果を得るために比較的高用量を投与し，高い血中濃度を維持する．

(6) アセトアミノフェン

手術終了時や痛みの増悪時に用いる．経口摂取不可であれば，アセリオ® 1,000 mg（体重50 kg以下の場合，15 mg/kg）を静注投与し，経口摂取可能となった時点で経口薬に変更する．

自分がこの手術を受けるなら

手術時間も短いので，特に禁忌がなければ脊髄くも膜下麻酔で行いたい．鎮痛効果が切れていくのに合わせて早めにNSAIDsを用い，完全に痛みが出る前に高い血中濃度が得られるように調整したい．痛みには弱いので，もちろん神経ブロック，あるいは局所浸潤麻酔も併用してほしい．術後痛は術後早期に強く，また痛みの程度も軽度とされるが，術後数日間は可能ならばアセトアミノフェンの定時投与を継続し，突出痛に対してNSAIDsを使用できるように配慮してほしい．

参考文献

1) Miller's anesthesia. 6th ed. Philadelphia: Elsevier Churchill Livingstone; 2005. p.2217-43.
2) 周術期超音波ガイド下神経ブロック　改訂第2版．東京：真興交易医書出版部；2014. p.486-96.

（安藤 千尋／内野 博之）

Chapter 10

産婦人科手術

- **Section 1** 帝王切開術
- **Section 2** 腹式子宮全摘術
- **Section 3** 腟式子宮全摘術
- **Section 4** 付属器摘出術〔開腹,腹腔鏡〕

Section 1 帝王切開術

1 はじめに

　帝王切開術の術後痛は切開部の皮膚，腹壁に由来する体性痛，腹膜，子宮などの内臓臓器に由来する内臓痛，妊娠経過で増大した子宮の収縮に伴う痛み（後陣痛）がある．女性生殖器からの求心線維の脊髄への入力部位はT10-L1であり，皮膚切開創に関与する体性神経は肋間神経，腸骨下腹/腸骨鼠径神経であり，これらはT10-L1由来である．また，妊娠中は凝固因子の活性が亢進しているため，深部静脈血栓症や肺塞栓症の発症リスクが高くなる．産褥婦の周術期管理において早期離床を促進することは，合併症を予防するためにも重要である．さらに新生児とのふれあいや育児への参加のために，術後早期から十分な鎮痛と鎮痛薬使用に伴う副作用の軽減が求められる．

2 術後痛管理のストラテジー

　帝王切開術の麻酔法は母体の安全性が高く，胎児への影響が少ないうえに手技が簡便で導入時間の早い，脊髄くも膜下麻酔が第一選択である．モルヒネを添加することで術後の鎮痛法としても利用できるため，脊髄くも膜下麻酔のみで帝王切開術を管理する施設も多い．しかし，脊髄くも膜下麻酔単独では術中鎮痛が不十分となり，全身麻酔へ移行する症例が0.5%あったとの報告もあり，硬膜外麻酔を併用する場合もある．留置したカテーテルは術後鎮痛に用いられる．いずれの場合でも術後鎮痛は術中管理と連続しており，術後鎮痛を意識した術中管理が求められる．

　また，授乳に関して新生児への影響に配慮した薬剤の選択が必要となる．薬剤が母乳へ移行する割合はmilk-to-plasma ratio（M/P比）で表され，M/P比が小さく，代謝，排泄が速やかな薬剤は，授乳に支障なく安全に投与できると考えられる[1]．フェンタニルやモルヒネはM/P比は高いものの，使用経験が豊富で授乳中も問題なく使用できる．局所麻酔薬やアセトアミノフェン，非ステロイド性抗炎症薬（nonsteroidal anti-inflammatory drugs：NSAIDs）も安全であるとされるが，インドメタシンは新生児痙攣や腎毒性が報告されており，注意が必要である．アセトアミノフェンは必要時に投与するより，定期的に投与することで他の鎮痛薬の必要量を減らすことができる．NSAIDsも前述のとおり，授乳にはおおむね支障なく投与できるが，腎毒性や消化管障害などの副作用もあり，母体の合併症などを考慮して投与する．制吐薬として頻用されているメトクロプラミドは，ドパミン受容体拮抗作用により血清プロラクチン値を上昇させることが知られており，授乳した乳児においても血清プロラクチン値を上昇させることが報告されている．また，ドロペリドールは母乳移行に関してヒトでの研究がなく，鎮静作用を有することから，授乳中の母体への投与は避けたほうがよい．授乳中に使用する制吐薬として副作用の少ないドンペリドンが推奨される[1]．

3 鎮痛プロトコール

(1) 脊髄くも膜下麻酔単独で管理する場合

　脊髄くも膜下麻酔のみで管理する場合，効果発現の早いフェンタニルと効果発現は遅いものの作用時間の長いモルヒネを組み合わせることで術中管理と術後鎮痛を図る．モルヒネのくも膜下投与の副作用として搔痒感，術後悪心・嘔吐（postoperative nausea and vomiting：PONV），遅発性呼吸抑制があり，術後も厳重なモニタリングが必要となる．モルヒネをくも膜下腔に投与した症例では腹横筋膜面ブロック（transversus abdominis plane block：TAPB）を実施しても鎮痛作用の増強は認めなかったとの報告があり[2]，補助鎮痛としてアセトアミノフェンの定期投与とNSAIDsを用いる．

【脊髄くも膜下麻酔】

　薬液は高比重ブピバカインを12 mg使用し，局所麻酔薬にオピオイドを添加することで鎮痛効果の増強を図る．フェンタニル10-20 μgを添加することで術中の臓器牽引などの操作による不快感を軽減すること

ができる．また，術後鎮痛を目的としてモルヒネを添加する．モルヒネ0.1 mgをくも膜下に投与することで術後20時間程度の鎮痛を得ることができる[3]．

【アセトアミノフェン，NSAIDs】

アセトアミノフェン1,000 mgを6時間ごとに定期的に投与する．手術直後は静脈内投与し，経口摂取が可能となったら経口薬へ変更する．痛みが増悪した場合にはレスキューとしてNSAIDsを必要時に用いる．

(2) 脊髄くも膜下硬膜外併用麻酔（combined spinal-epidural anesthesia：CSEA）で管理する場合

CSEAでは硬膜外カテーテルを介して局所麻酔薬を追加投与することで脊髄くも膜下麻酔の効果が不十分だった場合にも対応できる．また，もし全身麻酔へ移行した場合でもオピオイドなどの必要量を減らすことができる．

【脊髄くも膜下麻酔】

脊髄くも膜下麻酔単独で管理する場合と同様に穿刺し，術中の臓器牽引などの手術操作による不快感を軽減する目的でフェンタニル10-20 µgを添加する．

【硬膜外麻酔】

❶ **穿刺部位**：腰椎レベルでの硬膜外麻酔では下肢の運動麻痺の頻度が高くなり，早期離床の妨げとなる可能性があるため，穿刺部位は下位胸椎レベルとする．
❷ **薬液内容**：0.1-0.2%ロピバカインもしくは0.125-0.25%レボブピバカインを用いる．オピオイドを硬膜外カテーテルから持続投与する場合，局所麻酔薬にフェンタニルを1.5-3 µg/mlとなるように添加する．
❸ **投与設定**：硬膜外患者自己調節鎮痛法（patient-controlled epidural analgesia：PCEA）として4-6 ml/hrで持続投与し，ボーラス投与量2-4 ml，ロックアウト時間30分で設定する．

【アセトアミノフェン，NSAIDs】

アセトアミノフェン1,000 mgを6時間ごとに定期的に投与する．痛みが増悪した場合にはレスキューとしてNSAIDsを用いる．

(3) 脊髄くも膜下麻酔，硬膜外麻酔が施行できない場合

超緊急帝王切開術や抗凝固療法や血液疾患，解剖学的異常によって硬膜外麻酔や脊髄くも膜下麻酔が実施できず，全身麻酔で管理する場合，術後鎮痛法としてオピオイドの経静脈投与が主体となる．オピオイドによるPONV，呼吸抑制などの副作用の軽減とともに十分な術後鎮痛を提供するために，体幹の末梢神経ブロックを積極的に実施する．多くは下腹部横切開で行われるため，臍下部から恥骨結合までのT10-L1の感覚遮断が得られるTAPBを選択する．超緊急帝王切開術の場合，神経ブロックは術後に実施することとなるが，ロピバカイン3 mg/kgを用いたTAPBにおいて，ロピバカインの血中濃度がTAPB実施から90分後まで2.2 µg/mlを超えていたとの報告があるため，術後も注意して患者を観察し，局所麻酔薬中毒がないことを確認する必要がある．TAPBは体性痛には有効であるものの内臓痛，特に後陣痛には無効であるとされており，オピオイドやアセトアミノフェン，NSAIDsなどを併用することで対応する．

【TAPB】

エコーガイド下に0.25-0.375%ロピバカインを用いて，左右のTAPBを行う．1か所につき10-20 ml程度使用し，合計で20-40 ml用いる．投与量が3 mg/kgを超えないように注意する．

【オピオイド】

オピオイドの副作用として呼吸抑制やPONVなどがある．モルヒネは作用時間が長く，これらの副作用が遷延するおそれがあり，調節性の良いフェンタニルの持続投与を選択する．経静脈的患者自己調節鎮痛法（intravenous patient-controlled analgesia：iv-PCA）として，以下の薬液を用いて投与する．

❶ **薬液内容**：フェンタニル20 ml（1,000 µg）＋生理食塩液30 ml．
❷ **投与設定**：持続投与：1 ml/hr（フェンタニル換算で20 µg/hr），ボーラス投与：1 ml，ロックアウト時間：10分．

【アセトアミノフェン，NSAIDs】

術後早期からアセトアミノフェン1,000 mgを6時間ごとに定期的に投与する．経口摂取可能となったら経口薬へ変更する．痛みが増悪した場合にはレスキューとしてNSAIDsを用いる．

自分がこの手術を受けるなら

CSEAでの管理を希望する．持続硬膜外麻酔はPCEAで管理し，痛みが増悪した場合にはボーラス投与できるようにしてほしい．術直後からアセトアミノフェンの定期投与を開始し，痛みが強く，PCEAでボーラス投与しても効果が不十分な場合にはNSAIDsを処方してほしい．術後早期から積極的に育児に参加するためにも十分な鎮痛を提供してもらい，速やかに経口摂取が再開できるように，オピオイドの全身投与は極力減らしてほしい．

参考文献

1) For Professional Anesthesiologists 周産期麻酔．東京：克誠堂出版；2012．p.293-309．
2) Br J Anaesth 2015; 109: 679-87.
3) Anesth Analg 2016; 123: 690-7.

（大橋 雅彦／秋永 智永子）

Section 2 腹式子宮全摘術

1 はじめに

　婦人科手術のなかでも代表的な手術であり，子宮筋腫などの良性疾患や悪性腫瘍などに対して広く行われている．皮膚切開創は下腹部にとどまることが多いが，傍大動脈リンパ節郭清を伴う悪性腫瘍の場合，剣状突起まで切開創が及ぶこともあり，術式に応じて必要となる鎮痛領域が異なる．女性生殖器からの求心線維の脊髄への入力部位はT10-L1である．皮膚切開創が下腹部に限局する場合は肋間神経，腸骨下腹/腸骨鼠径神経が体性痛に関与しており，これらはT10-L1由来である．

　また，オピオイドが免疫抑制や腫瘍の血管新生などの機序によって悪性腫瘍の再発，転移に関与している可能性が指摘されている．これに対して硬膜外麻酔などの区域麻酔は，術後の神経内分泌系ストレス反応を抑制することで悪性腫瘍の再発，転移を減少させるとの報告が数多く認められており[1]，悪性腫瘍手術において硬膜外麻酔は鎮痛以外にも大きな役割を担っている可能性がある．

2 術後痛管理のストラテジー

　比較的広範囲の体性痛，内臓痛をカバーできる硬膜外麻酔が第一選択となる．腰椎レベルでの硬膜外麻酔では下肢の運動麻痺や尿閉などの頻度が高くなり，早期離床の妨げとなる．したがって婦人科手術を含めた下腹部開腹手術では術後の早期機能回復を目的として，下部胸椎レベルでの硬膜外麻酔が推奨されている[2]．硬膜外麻酔にオピオイドを併用することで，局所麻酔薬の投与量を抑え，低濃度でも十分な鎮痛を得ることができるため，硬膜外麻酔による運動神経遮断を回避し，早期離床に寄与することができる[3]．

　また，硬膜外麻酔において持続投与のみでは神経遮断領域が時間とともに狭くなり，十分な鎮痛を得ることができなくなる可能性がある．そのような場合，持続投与に追加してボーラス投与を行うことができ，患者自身がボーラス投与のタイミングを管理することができる硬膜外患者自己調節鎮痛法 (patient-controlled epidural analgesia：PCEA) は有効な鎮痛方法である．

3 鎮痛プロトコール

(1) 硬膜外麻酔が施行可能な場合
【硬膜外麻酔】
❶ **穿刺部位**：下位胸椎レベルから実施する．
❷ **薬液内容**：0.1-0.2%ロピバカインもしくは0.125-0.25%レボブピバカインを用いる．局所麻酔薬にフェンタニルを1.5-3 μg/mlとなるように添加し，1日投与量が300 μg程度になるように調節する．
❸ **投与設定**：硬膜外患者自己調節鎮痛 (patient-controlled epidural analgesia：PCEA) として4-6 ml/hrで持続投与し，ボーラス投与量2-4 ml，ロックアウト時間30分で設定する．高齢者や術後悪心・嘔吐 (postoperative nausea and vomiting：PONV) の高リスク患者ではフェンタニルを減量する．

【アセトアミノフェン，非ステロイド性抗炎症薬 (nonsteroidal anti-inflammatory drugs：NSAIDs)】
　〔投与法については"Section 1　帝王切開術 ❸鎮痛プロトコール (1) 脊髄くも膜下麻酔単独で管理する場合【アセトアミノフェン，NSAIDs】"の項 (p.125) 参照〕

(2) 硬膜外麻酔が施行できない場合
【末梢神経ブロック】
　術後早期機能回復の観点からオピオイドの全身投与に加えて，体幹の末梢神経ブロックを併用したマルチモーダル鎮痛による鎮痛管理を行う．皮膚切開創が下腹部に限局する場合，腹壁の体性感覚はT10-L1由来であり，腹横筋膜面ブロック (transversus abdominis plane block：TAPB) が良い適用となる．

　〔TAPB，オピオイド，アセトアミノフェンおよびNSAIDsの投与法については"Section 1　帝王切開術 ❸鎮痛プロトコール (3) 脊髄くも膜下麻酔，硬膜外麻酔が施行できない場合"の項 (p.125) 参照〕

自分がこの手術を受けるなら

PCEAによる硬膜外麻酔を希望する．PONVを避けるとともに経口摂取をできるだけ早く再開したいので，オピオイドの投与はできるだけ硬膜外のみとして，全身投与は避けてほしい．アセトアミノフェンの定期投与を術後早期から開始し，突出痛にはPCEAのボーラス投与とNSAIDsで対応する．

参考文献

1) Anesth Analg 2017; 124: 1697-708.
2) Clin Nutr 2005; 24: 466-77.
3) 手術後鎮痛のすべて．東京：文光堂；2013．p.122-6.

（大橋 雅彦／秋永 智永子）

Section 3 膣式子宮全摘術

1 はじめに

　膣式子宮全摘術は子宮筋腫をはじめとする良性疾患や上皮内がんなどが対象となり，開腹術などの既往がなく，子宮の可動性が得られ，子宮のサイズが500 g程度の症例が良い適用となる．膣式子宮全摘術は腹壁に切開創を必要とせず，開腹手術に比べて低侵襲手術とされる．しかしながら，術後痛の訴えは強く，十分な術後痛管理が必要となる．子宮体部および子宮底の知覚神経はT10-L1由来であるが，子宮頸部は仙骨神経，膣や会陰部は陰部神経による知覚支配を受けており，これらはS2-4由来である．膣式子宮全摘術後の患者は下腹部痛を訴えることが多く，術後痛は子宮体部，子宮底に由来するものと考えられる[1]．腹式子宮全摘に比べて低侵襲であり，早期離床，早期退院を見込める利点を生かすためにも，適切な術後鎮痛管理は必須である[2]．

2 術後痛管理のストラテジー

　術野は会陰部に限定され腹壁には切開創を必要としないことから，術後の体性痛は少ないものの，内臓痛の訴えは強いため，硬膜外麻酔による術後鎮痛が有効である．前述のとおり，術後痛のターゲットは子宮体部および子宮底に由来する内臓痛であり，硬膜外麻酔は下位胸椎レベルで穿刺する．比較的低侵襲手術とされているが，開腹手術と同様に術後早期機能回復を意識した鎮痛管理が求められる．

3 鎮痛プロトコール

(1) 硬膜外麻酔が施行可能な場合

【硬膜外麻酔】

❶ 穿刺部位：下位胸椎レベルから実施する．

❷ 薬液内容：0.1-0.2%ロピバカインもしくは0.125-0.25%レボブピバカインを用いる．局所麻酔薬にフェンタニルを1.5-3 μg/mlとなるように添加し，1日投与量が300 μg程度になるように調節する．

❸ 投与設定：硬膜外患者自己調節鎮痛（patient-controlled epidural analgesia：PCEA）として4-6 ml/hrで持続投与し，ボーラス投与量2-4 ml，ロックアウト時間30分で設定する．高齢者や術後悪心・嘔吐（postoperative nausea and vomiting：PONV）の高リスク患者ではフェンタニルを減量する．

【アセトアミノフェン，非ステロイド性抗炎症薬（nonsteroidal anti-inflammatory drugs：NSAIDs）】

　アセトアミノフェン1,000 mgを6時間ごとに定期的に投与する．手術直後は静脈内投与し，経口摂取が可能となったら経口薬へ変更する．痛みが増悪した場合にはレスキューとしてNSAIDsを必要時に用いる．

(2) 硬膜外麻酔が施行できない場合

　解剖学的異常や周術期の抗凝固療法によって硬膜外麻酔が施行できない場合，フェンタニルなどのオピオイドの経静脈投与による鎮痛が主体となる．前述のとおり，術後痛の主体は内臓痛であるが，オピオイドの鎮痛作用はAδ線維を介する体性痛よりもC線維を介する内臓痛をより強く抑制するといわれているため術後鎮痛法として良い適用となる．オピオイドに加えて，アセトアミノフェンやNSAIDsを併用することで鎮痛作用の相乗効果と副作用の軽減を図る．

自分がこの手術を受けるなら

　PCEAによる硬膜外麻酔を希望する．PONVを回避し，術後早期から経口摂取を再開したいので，オピオイドの投与はできるだけ硬膜外のみとし，全身投与は避けてほしい．アセトアミノフェンの定期投与を術後早期から開始し，突出痛にはPCEAのボーラス投与とNSAIDsで対応する．

参考文献

1) 麻酔 2014; 63: 1070-4.
2) Aust N Z J Obstet Gynaecol 2004; 44: 328-31.

（大橋 雅彦／秋永 智永子）

Section 4 付属器摘出術［開腹，腹腔鏡］

1 はじめに

近年，良性卵巣腫瘍に対する外科的治療として腹腔鏡手術が主流となってきている．腹腔鏡下付属器摘出術を受ける患者は比較的若年女性が多く，術後悪心・嘔吐（postoperative nausea and vomiting：PONV）の高リスク群であるため，オピオイドの使用量は極力抑えたい．そのためにも作用機序の異なる鎮痛法を組み合わせることで鎮痛作用の相乗効果が得られ，副作用の軽減を図ることのできる，マルチモーダル鎮痛による鎮痛計画を立てる．開腹術，腹腔鏡手術ともに創は下腹部に限局し，術後痛に関与する体性神経は肋間神経，腸骨下腹/腸骨鼠径神経であり，これらはT10-L1由来である．

2 術後痛管理のストラテジー

一般的に腹腔鏡手術は開腹術に比べて切開創が小さく，低侵襲手術とされているが，術後痛は開腹術に匹敵するとの報告もあり，十分な鎮痛計画が必要となる．開腹術の場合，解剖学的異常や抗凝固療法などの制限がないのであれば，硬膜外麻酔を選択する．腹腔鏡手術の場合，必ずしも硬膜外麻酔で管理する必要はないが，多様式鎮痛法のアプローチの観点から積極的に体幹の末梢神経ブロックを実施することが望ましい．

腹横筋膜面ブロック（transversus abdominis plane block：TAPB）は内腹斜筋と腹横筋との間の神経血管面に局所麻酔薬を注入することでT10以下の肋間神経前皮枝を遮断する．TAPBのみでは臍部のカメラポートの創の鎮痛が不十分となる可能性があり，腹直筋鞘ブロック（rectus sheath block：RSB）や肋骨弓下TAPBを追加して行う．

近年，局所麻酔薬にステロイドを添加することで神経ブロックの作用時間を延長させる試みがなされており，術後感染症などの重篤な合併症もなく鎮痛時間が延長したとの報告がなされている[1]．しかしながら至適なステロイドの投与量や作用機序，安全性については結論が出ておらず，今後のさらなる研究が期待される．

3 鎮痛プロトコール

(1) 体幹神経ブロック

超音波エコーガイド下にTAPBおよびRSBもしくは肋骨弓下TAPBを施行する．0.25-0.375%ロピバカインを1か所につき10-20 ml程度使用し，合計で20-40 ml用いる．総投与量が3 mg/kgを超えないように注意する．またTAPB施行から90分後も局所麻酔薬の血中濃度が中枢神経症状を呈する2.2 μg/mlを超えていたとの報告がある[2]ため，局所麻酔薬中毒による術後トラブルを回避するよう神経ブロックは術前に施行する．手術時間が延長した場合は，術後に神経ブロックを再度施行することも考慮する．

(2) 硬膜外麻酔

術後の早期回復を促すため，尿閉や下肢の運動麻痺の頻度が高い腰椎レベルでの穿刺は避け，下位胸椎レベルで穿刺する．薬液は0.1-0.2%ロピバカインもしくは0.125-0.25%レボブピバカインを用いる．オピオイドの添加はPONVのリスクを勘案し，症例ごとに考慮する．硬膜外患者自己調節鎮痛法（patient-controlled epidural analgesia：PCEA）として4-6 ml/hrで持続投与し，ボーラス投与量2-4 ml，ロックアウト時間30分で設定する．

(3) アセトアミノフェン，非ステロイド性抗炎症薬（nonsteroidal anti-inflammatory drugs：NSAIDs）

アセトアミノフェン1,000 mgを6時間ごとに定期的に投与する．手術直後は静脈内投与し，経口摂取が可能となったら経口薬へ変更する．痛みが増悪した場合にはレスキューとしてNSAIDsを必要時に用いる．

自分がこの手術を受けるなら

　腹腔鏡手術ではTAPBに臍のレベルでのRSBを追加で行い，神経ブロックの作用時間の延長を実感してみたいので，局所麻酔薬にはステロイドを添加してほしい．アセトアミノフェンの定期投与を術後早期から開始し，オピオイドの全身投与はできるだけ回避したい．

　開腹術の場合はPCEAによる硬膜外麻酔を主体として，PCEAに加えてアセトアミノフェンの定期投与による鎮痛管理を希望する．

参考文献

1) Br J Anaesth 2011; 107: 446-53.
2) Br J Anaesth 2010; 105: 853-6.

（大橋 雅彦／秋永 智永子）

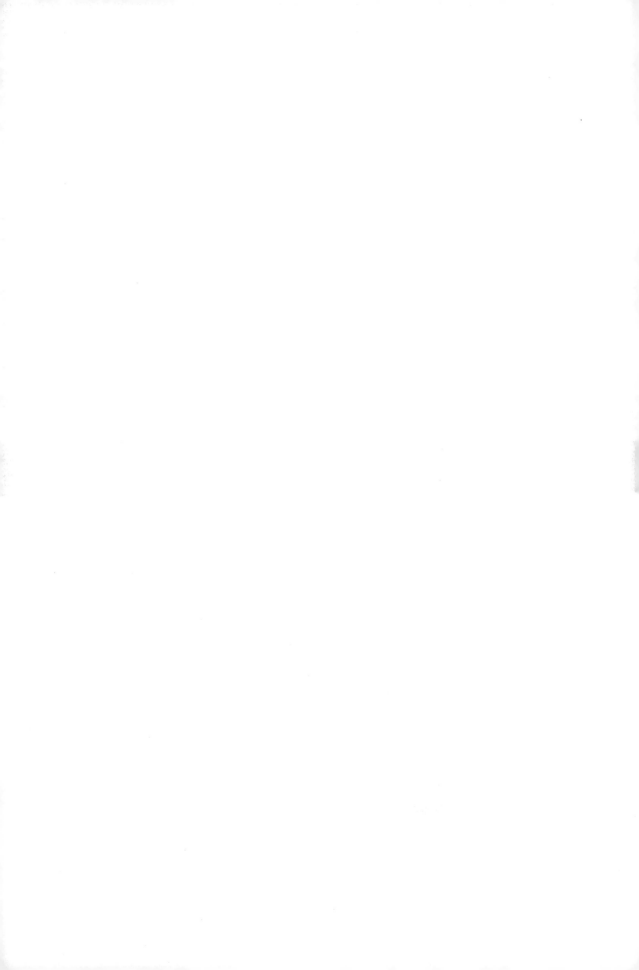

Chapter 11
心臓血管外科手術

Section 1 心臓外科手術

Section 2 胸部・腹部大動脈人工血管置換術 〔開胸・開腹術および血管内治療〕

Section 3 低侵襲心臓外科手術〔MICS〕

Section 4 経カテーテル大動脈弁植え込み手術〔TAVI〕

Section 1 心臓外科手術

1 痛みの性状と強さ

　心臓血管外科手術後の痛みは，不快感を与えるのみならず，外科的ストレス反応の増幅や心筋酸素消費量を増加や蛋白質異化亢進をさせたりすることで心的身体的負荷を大きくする[1]．外科的ストレス反応は，炎症や血中カテコラミンを増加させ交感神経を刺激し，末梢血管抵抗の上昇，出血，頻脈や不整脈を引き起こす．また，コルチゾールやバソプレシンなど蛋白質異化作用のあるホルモンが分泌促進されることで筋細胞の分解が進み，全身の筋力低下や疲労を来して早期リハビリテーションの遅れが生じ，回復予後の質に影響する．その他，痛みに関連して肺炎などの呼吸器合併症やイレウスなどのさまざまな合併症が発生するとされている[2]．したがって，十分な術後痛管理が必要であると同時に周術期の心機能悪化の予防に努める．

　一般に心臓血管外科手術後の痛みは，胸骨正中切開による痛みが中心であるが，それにドレナージチューブ刺入部の痛み，背部痛，肩の痛みなどが加わる．背部痛は，開胸器を用いて過伸展することによる肋骨間や肋骨椎体関節（肋骨頭関節，肋横突関節）の損傷や骨折が原因で生じることがある．術後早期では，創部痛のコントロールの他に，人工呼吸や挿管チューブ留置による刺激や出血・復温に伴うシバリングと不快感などに同時に対応する必要があり，集中的な管理を要する．術後急性期の目標は，人工呼吸管理時間の短縮や早期離床とリハビリテーションの開始となる．

　胸骨正中切開の痛みの強さについては，moderate（中等度から重度）である[3]．術後2日目が痛みのピークとされるが，まれに正中切開創部や肋間などの痛みが慢性化（開胸術後痛症候群）して術後の社会復帰に影響することがある．

2 術後痛管理のストラテジー

　重症心不全症例以外では，術後6時間以内に復温・覚醒・抜管を行うfast-trackプロトコールを実施する施設が国内でも多くなりつつあり，集中治療室（intensive care unit：ICU）ベッドの効率的なターンオーバーが求められている．本項では心臓外科手術後の人工呼吸管理時間を必要最小限に抑え，ICU滞在時間短縮を目指した術後管理計画を考慮する．挿管・鎮静下の患者評価にはbehavioral pain scaleやcritical-care pain observation toolを使用する．心臓麻酔術後の鎮痛はオピオイドが中心であり，単剤でも良好な鎮痛効果が得られる．非ステロイド性抗炎症薬（non-steroidal anti-inflammatory drugs：NSAIDs）やアセトアミノフェンなども注意しながら投与する．

3 鎮痛プロトコール

(1) オピオイド

　周術期を通してオピオイドは広く用いられ，バランス麻酔の一部として術中から静脈内投与される．欧州では，心臓血管外科手術の術後痛管理において，オピオイドのくも膜下および硬膜外投与が広く行われてきた．しかし，わが国では，近年の抗凝固薬併用に伴う血腫形成などの重症合併症への懸念から一般的には行われていないため，本項では解説を省略する．なお，以下の鎮痛は，ICUにおいて十分なモニタリングのもとで行われることを前提としている．

【フェンタニル〔抜管前：intravenous nurse-controlled analgesia（iv-NCA）〕】

　調節性に優れ，静脈内投与が可能である．肝臓で代謝されるため，肝硬変など肝機能異常のある患者では効果が遷延しやすい．副作用として，呼吸抑制，鎮静，掻痒感，術後悪心・嘔吐（postoperative nausea and vomiting：PONV），便秘などがある．

❶ **薬液内容**：フェンタニル0.5 mg（10 ml）＋生理食塩液40 ml，計50 ml（フェンタニル10 μg/ml）．

❷ **投与設定**：持続投与：2 ml/hr，ボーラス投与：2 ml，ロックアウト時間：30分．ICU入室後から開始する．経験上，フェンタニルの手術中投与合計量が20 μg/kg以下であれば初期投与量の変更は必要ない．

❸ **人工呼吸からの離脱**：基本的には投与を継続する．自発呼吸回数が少なければ投与速度を調整する．

【フェンタニル（抜管後：iv-NCA）】

❶ **薬液内容**：フェンタニル0.5 mg（10 ml）＋生理食塩液40 ml，計50 ml（フェンタニル10 μg/ml）．

❷ **投与設定**：持続投与：2 ml/hr，ボーラス投与：2 ml，ロックアウト時間：30分．

【モルヒネ（iv-NCA）】

作用時間が長く，静注薬だけでなく，経口薬，坐剤など多くの剤形がある．エビデンスが確立しており，安価でコスト面のメリットもあるため広く使用されている．肝臓で代謝後に腎排泄されるが，代謝産物（morphine-6-glucuronide）は活性を有するため，腎機能が低下した患者では効果が遷延する．副作用として，呼吸抑制，鎮静，掻痒感，PONV，便秘などがあり，高齢者や腎不全患者では効果が遷延しやすく，調節性に劣るためfast-trackには適さない．フェンタニルを使用できるわが国では海外のデータと比較できる点以外，使用するメリットは小さいと考えられる．

❶ **薬液内容**：モルヒネ50 mg（5 ml）＋生理食塩液45 ml，計50 ml（モルヒネ1 mg/ml）．

❷ **投与設定**：人工呼吸管理を行っている間は持続投与：1-2 ml/hr，ボーラス投与：2 ml，ロックアウト時間：30分．ICU入室後から開始する．経験上，フェンタニルの手術中投与合計量が20 μg/kg以下であれば初期投与量の変更は必要ない．

❸ **人工呼吸からの離脱**：基本的に投与を中止する．自発呼吸回数が少なければ抜管を延期する．

【レミフェンタニル（静脈内投与）】

持続投与時間の長さにかかわらず，投与中止後の短い半減期を有するため急速な消退が期待でき，調節性に優れている．海外では鎮痛薬の使用を主体とした鎮静（analgesia-based sedation）に使用されている[4]．国内では保険適用の制約があり使用できないが，参考までに海外の一般的なプロトコールを提示する．

❶ **薬液内容**：レミフェンタニル4 mg＋生理食塩液40 ml，計40 ml（レミフェンタニル100 μg/ml）．

❷ **投与設定**：持続投与：0.1-0.15 μg/kg/minから開始し，5分ごとに0.025 μg/kg/minずつステップアップして鎮静が得られるまで調整を行う．投与範囲は，0.005-0.74 μg/kg/minとする．ICU入室後から開始する．

❸ **人工呼吸からの離脱**：基本的には投与を継続する．自発呼吸回数が少なければ投与速度を調整する．

(2) アセトアミノフェン

マルチモーダル鎮痛の重要な要素であり，副作用が少ないことから，オピオイドを主体とした術後痛管理における補助的な鎮痛薬の第一選択である．しかし，心臓外科手術後の痛みに対する有用性についてはエビデンスが十分ではなく，急性期の定時処方を行うメリットも明らかではない[5]．主に術後の発熱に対して使用が推奨される．熱発時はアセトアミノフェン600-1,000 mgを15分以上かけて投与．

(3) NSAIDs

副作用（腎血流低下，腎実質虚血，胃粘膜障害，抗血小板作用）があるため，現在心臓外科手術の術後急性期には使用されない．経口摂取が可能となった後に突出する痛みに対してイブプロフェン，ロキソプロフェンなどを頓用で処方する．なお，セレコキシブ〔シクロオキシゲナーゼ（COX)-2選択的阻害薬〕は，抗血小板作用が少なく，血管収縮作用を有するため，血栓形成のリスクを増加させることが報告されており，心臓血管外科手術後には使用しない[6]．セレコキシブは，主に重篤な関節炎，関節リウマチなどの疾患を対象とし，他のNSAIDsによる治療が失敗した場合に投与を検討する[7]．

自分がこの手術を受けるなら

心臓血管外科手術後の鎮痛管理にはあまりパターンがないが，fast-trackを実践していただき，できるだけ早期に抜管してほしい．術後6時間以内には覚醒していたい．もともと副鼻腔炎があるので，それが悪化しないように飲水テストをすぐに行ってもらって早期に胃管を抜去してほしい．できれば食事を早期に開始したい．

参考文献

1) A practical approach to cardiac anesthesia. Philadelphia: Wolters Kluwer/Lippincott Williams & Wilkins Health; 2012.
2) J Cardiol 2016; 68: 536-41.
3) Anesthesiology 2013; 118: 934-44.
4) Crit Care 2017; 21: 206.
5) J Cardiothorac Vasc Anesth 2017; 31: 694-701.
6) N Engl J Med 2005; 352: 1081-91.
7) N Engl J Med 2016; 375: 2519-29.

（柴田 晶カール）

Section 2 胸部・腹部大動脈人工血管置換術［開胸・開腹術および血管内治療］

1 痛みの性状と強さ

　近年の大動脈瘤手術の治療は，血管内治療（endovascular aneurysm repair：EVAR）の発展により手術の低侵襲化が進んだ．EVARの適用拡大に伴い周術期死亡率は低下している．一方，高齢者や重度の心疾患を合併していてEVARの適用とならず，開腹術を選択せざるをえないハイリスク症例も多く，鎮痛に加え，合併症を減少させる周術期管理の実践が必要である．

　胸部から腹部大動脈人工血管置換術後の痛みの性状と強さは，EVARとopen-repairとで大きく異なる．開腹腹部大動脈人工血管置換術では，創部が上腹部から下腹部に及ぶ正中切開創となり，胸腹部大動脈人工血管置換術では，長い腹部正中切開に加え，広範囲な左開胸切開を必要とする．いずれの術式も高い侵襲を伴い，しばしば手術後に重篤な合併症を生じる．特に胸腹部大動脈瘤手術では，術中から術後にかけての出血や凝固機能異常が生じやすく，脊髄虚血による対麻痺，急性腎障害などの合併症発生率も高い．これらの合併症に対する治療に追われ，鎮痛管理がおろそかになる場合が多い．その一方で，EVARは鼠径部の小切開ですみ痛みの強さは中等度以下となるため，術後痛管理は比較的容易である．

2 術後痛管理のストラテジー

　術後の消化管運動の早期回復，身体機能や栄養摂取の自立を目標とした術後回復強化プログラムが普及し，術後鎮痛計画も人工呼吸管理時間を必要最小限に抑え，集中治療室（intensive care unit：ICU）滞在時間短縮を目指す術後管理計画を想定して策定する．

　術後鎮痛は，①硬膜外麻酔，②末梢神経ブロック，③オピオイド，④非オピオイド〔非ステロイド性抗炎症薬（nonsteroidal anti-inflammatory drugs：NSAIDs），アセトアミノフェンなど〕が中心となる．オピオイド単独でも良好な鎮痛効果が得られるが，マルチモーダル鎮痛の観点から組み合わせて使用する．

3 鎮痛プロトコール

　ICUにおいて十分なモニタリングのもとで行われることを前提とする．

A． EVARの場合

（1）局所浸潤麻酔

　大腿動脈カットダウンが必要な場合は術者に局所の浸潤麻酔を依頼．0.2％ロピバカインあるいは0.25％レボブピバカインを5-10 ml投与．

（2）アセトアミノフェン

　副作用が少ないことから，術後痛管理における補助的な鎮痛薬の第一選択である．しかし，現在，心臓外科手術後の痛みに対する有用性についてはエビデンスが十分ではなく，急性期の定時処方を行うメリットも明らかではない[1]．主に術後の発熱に対して使用が推奨される．

（3）NSAIDs

　副作用（腎血流低下，腎実質虚血，胃粘膜障害，抗血小板作用）があるため，術後急性期には使用されない．経口摂取が可能となった後に突出する痛みに対してイブプロフェン，ロキソプロフェンなどを頓用で処方する．

B． open-repairの場合

（1）持続硬膜外麻酔（持続投与）

　術中の抗凝固薬使用に伴う血腫形成などの重症合併症のリスクがあるため，硬膜外麻酔の施行には注意を要する．しかし，術後痛管理において，硬膜外麻酔による術後鎮痛はオピオイドの静脈内投与と比べ，高い鎮痛効果が得られ，周術期の心筋梗塞発生率，抜管までの時間，術後の呼吸不全および消化管出血の発生率，ICU滞在日数を有意に減少させるなど，得られるメリットは大きい[2]．硬膜外麻酔の有益性とリスクを考慮し，患者同意が得られたら施行する．カテーテル留置は基本的に手術前日に行う．ヘパリン使用前2時

間，ヘパリン化中は硬膜外への投与を行わない．術後，凝固機能の正常化を確認した後，持続投与を開始する．

❶ **薬液内容**：0.2%ロピバカインあるいは0.25%レボブピバカイン．フェンタニル（2-4 μg/ml）またはモルヒネ（0.0125-0.025 mg/ml）を混合する．術後嘔気・嘔吐（postoperative nausea and vomiting：PONV）予防としてドロペリドールを混合する（1.25 mg/日）．

❷ **投与設定**：持続投与：4-6 ml/hr，ボーラス投与：2-3 ml，ロックアウト時間：30分．

❸ **人工呼吸からの離脱**：基本的には継続して投与を続ける．自発呼吸回数が少なければ投与速度の調整を検討する．

(2) 末梢神経ブロック

破裂による緊急症例や凝固機能異常のある症例で硬膜外麻酔を施行できない症例では，術後に超音波ガイド下末梢神経ブロックを行う．末梢神経ブロックは，硬膜外血腫形成のリスクを回避できる利点があり，手術創に一致する形で各種の体幹神経ブロックを選択することが可能である．傍脊椎ブロック（thoracic paravertebral block：TPVB）は，主に片側開胸または片側開腹に対する鎮痛効果が高い．正中または左右に及ぶ開腹創に対しては，腹直筋鞘ブロック（rectus sheath block：RSB）や腹横筋膜面ブロックを選択することができ，左右にカテーテルを1本ずつ留置することで安定した鎮痛効果が得られる．他に創部浸潤麻酔を行うことも可能である．

【TPVB】

❶ **薬液内容**：0.2% ロピバカインあるいは0.25%レボブピバカイン．

❷ **投与設定**：持続投与：4-6 ml/hr，ボーラス投与：2-3 ml，ロックアウト時間：30分．

【RSB】

❶ **薬液内容**：0.2%ロピバカインあるいは0.25%レボブピバカイン．

❷ **投与設定**：ボーラス投与では創部全体をカバーできるように片側3か所から5 mlずつを投与（片側15 ml，左右合計30 ml）．持続投与（多孔式カテーテルが望ましい）では投与速度：片側2-4 ml/hr，計4-8 ml/hr以下．

【創部浸潤麻酔】

術野にカテーテルを留置してもらう．

❶ **薬液内容**：0.2%ロピバカインあるいは0.25%レボブピバカイン．

❷ **投与設定**：持続投与（多孔式カテーテルが望ましい）：4-6 ml/hr．

(3) オピオイド

【フェンタニル（intravenous nurse-controlled analgesia：iv-NCA）】

調節性に優れ，静注での投与が可能．肝臓で代謝されるため肝硬変など肝機能異常のある患者では効果が遷延しやすい．副作用として，呼吸抑制，鎮静，掻痒，便秘などがある．

❶ **薬液内容**：フェンタニル0.5 mg（10 ml）＋生理食塩液40 ml，計50 ml（フェンタニル10 μg/ml）．

❷ **投与設定**：持続投与：2 ml/hr，ボーラス投与：2 ml，ロックアウト時間：30分．ICU入室後から開始する．経験上，フェンタニルの手術中投与合計量が30 μg/kg以下であれば初期投与量の変更は必要ない．

❸ **人工呼吸からの離脱**：基本的には継続して投与を続ける．自発呼吸回数が少なければ投与速度の調整を検討する．

【モルヒネ（iv-NCA）】

肝臓で代謝後に腎排泄されるが，代謝産物（morphine-6-glucuronide）に活性があり腎機能が低下しやすい大動脈瘤手術では効果が遷延しやすく選択しにくい．

❶ **薬液内容**：モルヒネ50 mg（5 ml）＋生理食塩液45 ml，計50 ml（モルヒネ1 mg/ml）．

❷ **投与設定**：人工呼吸管理を行っている間は持続投与：1-2 ml/hr，ボーラス投与：2 ml，ロックアウト時間：30分．ICU入室後から開始する．経験上，フェンタニルの手術中投与合計量が20 μg/kg以下であれば初期投与量の変更は必要ない．

❸ **人工呼吸からの離脱**：基本的に投与を中止する．自発呼吸回数が少なければ抜管を延期する．

(4) アセトアミノフェン

副作用が少ないことから，オピオイドを主体とした術後痛管理における補助的な鎮痛薬の第一選択である．しかし，現在，心臓外科手術後の痛みに対する有用性についてはエビデンスが十分ではなく，急性期の定時処方を行うメリットも明らかではない[2]．主に術後の発熱に対して使用が推奨される．熱発時はアセトアミノフェン600-1,000 mgを15分以上かけて投与．

(5) NSAIDs

副作用（腎血流低下，腎実質虚血，胃粘膜障害，抗

血小板作用）のため術後急性期には使用されない．経口摂取が可能となった後に突出する痛みに対してイブプロフェン，ロキソプロフェンなどを頓用で処方する．

自分がこの手術を受けるなら
硬膜外麻酔を使用して，早期に抜管・経口摂取を再開したい．

参考文献
1) J Cardiothorac Vasc Anesth 2017; 31: 694-701.
2) Cochrane Database Syst Rev 2016; (1): CD005059.

（柴田　晶カール）

Section 3 低侵襲心臓外科手術［MICS］

1 痛みの性状と強さ

低侵襲心臓外科手術（minimally invasive cardiac surgery：MICS）とは，小開胸で行う心臓手術の総称であり，大きな胸骨正中切開を伴わない．適用としては，僧帽弁形成術，冠動脈大動脈吻合術や心房中隔欠損修復などが挙げられる．多くの場合，5–10 cmほどの側方開胸創から第4–5肋骨間を展開して手術視野を確保することが多い．手術支援ロボット"ダヴィンチ（da Vinci®）"を使った手術では，ロボットアーム用のポート5か所を片側の胸郭に置いて手術を行う．人工心肺を併用する症例では大腿動脈に送血カニューレ，大腿静脈に脱血カニューレを留置することが一般的である．

術後痛の性状としては侵害受容性の痛みが中心である．痛みの強さとしては，肋間を切開して胸腔内に到達するため呼吸器外科手術と同様に術直後の創部痛は非常に強い．術後鎮痛が不十分であれば，深呼吸や咳嗽の妨げとなり，浅呼吸，肺炎，無気肺などの呼吸器合併症を来して抜管が遅れる可能性がある．また，無理な体位による肩や前腕の痛み，腕神経叢損傷が生じやすいうえに，術後遷延性痛（chronic postsurgical pain）が約3割に生じると報告されている．

MICS手術を受ける患者の多くは，低–中等度のリスクで，もともとのアクティビティが高いため，できるだけ早く回復し，早期退院・早期復職することを望む傾向にある．また，経験上"絶対に痛くないようにしてほしい"など，患者から周術期の高度なクオリティを要求されることが多く，それを満たすことがキーポイントとなる．

2 術後痛管理のストラテジー

低–中等度リスクの患者に対して問題なく手術が終了していることを前提に，積極的に手術室内での抜管または集中治療室（intensive care unit：ICU）で6時間以内の"fast-track"を実践することを目標に鎮痛計画を策定する．MICSの術後痛管理には，①末梢神経ブロック（傍脊椎ブロックまたは肋間神経ブロック），②オピオイド，③非オピオイド〔非ステロイド性抗炎症薬（nonsteroidal anti-inflammatory drugs：NSAIDs）やアセトアミノフェンなど〕が中心となる．持続傍脊椎ブロックの併用は良好な鎮痛をもたらす．術中の抗凝固薬を使用するリスクを考慮してブロックを行わない場合でも，オピオイド単剤で良好な鎮痛効果を得ることは可能である．異なる作用機序の薬物や神経ブロックの併用で鎮痛を得て，副作用を最小限とする"マルチモーダル鎮痛"を心がける．

(1) 末梢神経ブロック〔傍脊椎ブロック（thoracic paravertebral block：TPVB）または肋間神経ブロック〕

MICSの術後鎮痛には，硬膜外麻酔，TPVB，肋間神経ブロックなどが報告されている．

【硬膜外麻酔】

胸部硬膜外麻酔は冠動脈血流を増加させる[1]ことで術後の上室性頻脈を減少させる[2]ため有用である．しかし，硬膜外カテーテルの留置後は一定時間をあけて神経学的な評価が必要となるので，手術前日に硬膜外カテーテルを留置しなければいけないこと，周術期の抗凝固併用による硬膜外血腫のリスクがあることなどから，積極的には行われない．

【TPVB】

MICSの術後痛管理におけるTPVBは，硬膜外麻酔と同等の鎮痛効果を有することが多数報告されている[3]-[7]．また，硬膜外麻酔に比べ硬膜外血腫のリスクが低いとされており，カテーテル留置も超音波ガイド下で行えば比較的簡単であり，術前に行うことが可能である．もっとも問題となる血腫も術野から確認が可能である．カテーテルを留置した際の注意点として，以下の4つが挙げられる[8]．

①カテーテル留置からヘパリン化するまで2時間以上間隔をあける．②ヘパリン化中は，カテーテルからの投与は行わない．③凝固機能の正常化を確認した後，

持続投与を再開する．④血腫を認めた場合は手術を延期する．

【肋間神経ブロック】

　閉胸前に術者に依頼して術野から行う．ボーラス投与となるため，ブロック持続時間は局所麻酔薬の半減期で決まり，ブロックのクオリティは術者の経験に依存する．また，局所麻酔薬中毒が生じやすいブロックであるため注意が必要で，0.75%ロピバカインや0.75%レボブピバカインなどの高濃度の局所麻酔薬は控えたほうが無難である．

(2) オピオイド

【フェンタニル】

　調節性に優れ持続静注での投与を行う．副作用として，呼吸抑制，鎮静，掻痒，便秘などがある．

【モルヒネ】

　肝代謝後に腎排泄されるが，代謝産物（morphine-6-glucuronide）に活性があり効果が遷延しやすいためMICS術後管理には使用しにくい

(3) NSAIDs

　補助的に頓用で投与を行う．副作用（腎血流低下，腎実質虚血，胃粘膜障害，抗血小板作用）のため中等度リスク以上の患者では使用しにくい．経口摂取が可能となった後の痛みに対して，自己管理でイブプロフェン，ロキソプロフェンなどを頓用で処方する．

(4) アセトアミノフェン

　副作用が少ないことから，オピオイドを主体とした術後痛管理における補助的な鎮痛薬の第一選択である．しかし，現在，心臓外科手術後の痛みに対する有用性についてはエビデンスが十分ではなく，急性期の定時処方を行うメリットも明らかではない[9]．主に術後の発熱に対して使用が推奨される．

3 鎮痛プロトコール

(1) TPVB

❶ **薬液内容**：0.2%ロピバカインあるいは0.25%レボブピバカイン．

❷ **投与設定**：初期量：カテーテル留置後に局所麻酔薬を20 ml投与．管理：ヘパリン化中は，カテーテルからの投与は行わない．凝固機能の正常化を確認した後に投与を開始する．持続投与：4-6 ml/hr，ボーラス投与：2-3 ml，ロックアウト時間：30分．

(2) 肋間神経ブロック

❶ **薬液内容**：0.2%ロピバカインあるいは0.25%レボブピバカイン．

❷ **投与設定**：局所麻酔薬を20 ml投与．

❸ **投与管理**：局所麻酔薬中毒に注意．

(3) オピオイド

【フェンタニル（intravenous nurse-controlled analgesia：iv-NCA）】

❶ **薬液内容**：フェンタニル0.5 mg（10 ml），ドロペリドール2.5 mg（1.0 ml），生理食塩液（39 ml），計50 ml．

❷ **投与設定**：持続投与：1-3 ml/hr，ボーラス投与：3 ml，ロックアウト時間：30分．ICU入室後から開始する．経験上，フェンタニルの手術中使用合計量が20 μg/kg以下であれば初期投与量の変更は必要ない．

【モルヒネ（iv-NCA）】

❶ **薬液内容**：モルヒネ50 mg（10 ml）＋生理食塩液40 ml，計50 ml（モルヒネ10 μg/ml）．

❷ **投与設定**：持続投与：1-3 ml/hr，ボーラス投与：3 ml，ロックアウト時間：30分．ICU入室後から開始する．

(4) NSAIDs

　熱発時，フルルビプロフェン（ロピオン®静注）50 mgをゆっくり静注．

(5) アセトアミノフェン

　熱発時にアセトアミノフェン600-1,000 mgを15分以上かけて投与．

自分がこの手術を受けるなら

　MICS僧帽弁形成術を受けるとしたら，麻酔導入後にTPVBを行い，その後，中心静脈カテーテルを留置してヘパリン投与までに十分時間があくようにしてもらう．術中は，無輸血で管理し，人工心肺離脱後は積極的に復温をして，シバリング防止目的にアセトアミノフェンとペチジンを使用してもらう．

　動脈血液ガス検査・胸部X線写真を確認して，問題がなければ手術室で抜管してもらい，6時間以内に経口摂取を再開したい．

参考文献

1) Circulation 2005; 111: 2165-70.
2) Cochrane Database Syst Rev 2013; CD006715.
3) J Cardiothorac Vasc Anesth 1999; 13: 594-6.
4) J Cardiothorac Vasc Anesth 2015; 29: 1071-80.
5) Innovations (Phila) 2015; 10: 96-100.
6) J Cardiothorac Vasc Anesth 2015; 29: 930-6.
7) J Cardiothorac Vasc Anesth 2001; 15: 288-92.
8) Reg Anesth Pain Med 2010; 35: 64-101.
9) J Cardiothorac Vasc Anesth 2017; 31: 694-701.

〈柴田 晶カール〉

Section 4 経カテーテル大動脈弁植え込み手術 [TAVI]

1 痛みの性状と強さ

経カテーテル大動脈弁植え込み手術（transcatheter aortic valve implantation：TAVI）または経カテーテル大動脈弁置換手術（transcatheter aortic valve replacement：TAVR）とは，重症大動脈弁狭窄症（aortic stenosis：AS）に対して古い大動脈弁を切除せずに，経カテーテル的に新しい人工弁を左室流出路にウェッジさせて留置する，低侵襲心臓外科手術である．TAVRの第1例は，2002年にCribierらによってフランスで行われ，わずか数年で爆発的に世界中に広がり，2010年には10万症例を超える手術手技となっている．2015年だけでも世界中で年間71,000症例が行われており，10年後の2025年には4倍の289,000症例まで手術件数が伸びることが予想されている．わが国でも重症ASのみから，中等度リスクの患者や人工弁の再置換手術"valve-in-valve"へ適用が拡大されれば今後も手術が増えることが予想され，麻酔科医にとっては"身近で一般的な"心臓血管手術となる可能性がある．

痛みの性状としては侵害受容性痛が中心であるが，痛みの強さはアプローチ法によって大きく異なる．経大腿静脈（transfemoral：TF）または経心尖部（transapical：TA）のアプローチ方法が一般的であるが，まれに鎖骨下動脈や総腸骨動脈からアプローチすることもある．近年のデバイスの改良（デリバリーカテーテルシステムの小径化など）によって小柄な日本人でもTFアプローチが可能となったため，現在，わが国では特殊な症例以外はTFアプローチが第一選択となっている．TF-TAVRは，すべてのアプローチのなかで侵襲度がもっとも低く，痛みの強さも軽度から中等度で1〜2日継続する程度，鎮痛管理で問題となることは少ない．一方，TA-TAVRでは，肋間を切開し心尖部に到達するため術後の創部痛は非常に強く，循環動態に影響するため十分な術後鎮痛管理が必要である．また，TAVRでは，左室心尖部を切開・縫合するため，術後に左心室内圧の上昇を来すと左室の裂傷を来す可能性がある．このためより厳重な血圧管理が必要となり，術後痛管理が一つのキーポイントとなる．また，呼吸器外科手術と同様に術後鎮痛が不十分だと深呼吸や咳嗽の妨げ，浅呼吸，肺炎，無気肺などの呼吸器合併症を来す可能性がある．

わが国において，TAVRが適用となるのは高齢者が多い．このため，手術耐容能が低く，術後の貧血，造影剤腎症や急性腎不全の発症などを来す可能性があり，周術期に使用する鎮痛薬の種類や投与量には注意が必要となる．

2 術後痛管理のストラテジー

手術が問題なく終了していることを前提に，TF-TAVRまたはTA-TAVRに対して手術室内抜管後のそれぞれの鎮痛計画を策定する．TF-TAVR術直後の鎮痛には，①創部浸潤麻酔，②非ステロイド性抗炎症薬（nonsteroidal anti-inflammatory drugs：NSAIDs）やアセトアミノフェンの投与が中心となる．TA-TAVR後の鎮痛には，①末梢神経ブロック〔持続傍脊椎ブロック（thoracic paravertebral block：TPVB）または肋間神経ブロック〕，②オピオイドの持続投与，③NSAIDsやアセトアミノフェンの投与が中心となる．持続TPVBは良好な鎮痛をもたらし，術後の厳密な血圧管理を求められる本手術では有益性が高い．オピオイド単剤で良好な鎮痛効果を得ることは可能であるがTA-TAVR患者では難しく，TPVBが行えない場合は肋間神経ブロックのボーラス投与を行うことを勧める．

A. TF-TAVRの場合

(1) 創部浸潤麻酔

欧米では局所麻酔下でTF-TAVRを行うことがルーチン化している．わが国では全身麻酔で管理することが多いが，大腿部のカニューレ留置前に，術者に創部への浸潤麻酔（0.375%ロピバカインまたは0.25%ロピバカインを10 ml）を施行してもらうことが一般的

である．単回浸潤麻酔だけで術後も十分な鎮痛効果が得られるが，必要に応じて他の鎮痛薬を追加する．

(2) アセトアミノフェン

副作用が少ないことから，術後痛管理における補助的な鎮痛薬の第一選択である．しかし，TF-TAVRに対するエビデンスが十分ではなく，急性期の定時処方を行うメリットも不明である[1]．主に術後の熱発時の使用が推奨される．

(3) NSAIDs

TAVRを施行する患者は，高齢者が多いこと，および術中に造影剤を使用することから術後の腎機能低下が懸念される[2]．NSAIDsには副作用として腎障害があるため，最小投与量に控えるべきだと考えられる．術後の経口鎮痛薬のメタ解析の結果から，わが国で投与可能な術後の経口鎮痛薬で効果の高い組み合わせを示す 表[3]．NSAIDs単剤よりも，アセトアミノフェンを併用することで高い鎮痛効果を得ることができ，NSAIDsの投与量を減らすことが可能である．経口摂取が可能となった後は頓用で処方する．

B. TA-TAVRの場合

(1) 末梢神経ブロック（傍脊椎ブロックまたは肋間神経ブロック）

TA-TAVR術後鎮痛には，硬膜外麻酔，胸部TPVB，肋間神経ブロックなどの神経ブロック併用が報告されている．

表　経口鎮痛薬の組み合わせと鎮痛効果*

経口鎮痛薬の種類と1回投与量	鎮痛効果	NNT（95％信頼区間）
イブプロフェン 400 mg ＋ アセトアミノフェン 1,000 mg	高	1.5（1.4-1.7）
イブプロフェン 200 mg ＋ アセトアミノフェン 500 mg	高	1.6（1.5-1.8）
ジクロフェナク 50 mg	中	2.1（1.9-2.5）
イブプロフェン 200 mg ＋ カフェイン 100 mg	中	2.1（1.9-3.1）
イブプロフェン 200 mg	中	2.1（1.9-2.4）
ジクロフェナク 25 mg	中	2.4（2.0-2.9）
フルルビプロフェン 100 mg	低	2.5（2.0-3.1）
エトドラク 200 mg	低	3.3（2.7-4.2）
セレコキシブ 200 mg	低	4.2（3.4-5.6）
アセトアミノフェン 600 mg	低	4.6（3.9-5.5）

*プラセボと比べ痛みが半分以下で6時間以上継続する効果を得るのに必要な治療必要数（number needed to treat：NNT）
[Moore RA, et al. Single dose oral analgesics for acute postoperative pain in adults–an overview of Cochrane reviews. Cochrane Database Syst Rev 2015 Sep 28;（9）: CD008659 より一部改変引用]

【硬膜外麻酔】

硬膜外カテーテルの留置後は一定時間をあけて神経学的な評価が必要となるので，手術前日に硬膜外カテーテルを留置しなければいけないこと，周術期の抗凝固併用による硬膜外血腫のリスクがあること，硬膜外カテーテル抜去時に抗凝固治療をいったん中断する必要があるなどの理由から，硬膜外麻酔の併用はあまり行われていない．

【胸部TPVB】

術後鎮痛管理にTPVBの併用はこれまでに報告され，硬膜外麻酔に比べ硬膜外血腫のリスクが低いことやTPVB用のカテーテル留置も超音波ガイド下で行えば比較的簡単であることから，術前に行うことが可能である[4)5)]．TPVB管理の留意点[6]としては以下のとおりである．①カテーテル留置からヘパリン化するまで2時間以上間隔をあける，②ヘパリン化中は，カテーテルからの投与は行わない，③凝固機能の正常化を確認後に投与を再開する，④血腫を認めた場合は手術を延期する．

【肋間神経ブロック】

術前に超音波ガイド下電気刺激法で容易に行うことが可能である．ボーラス投与となるためブロック持続時間は局所麻酔薬の半減期で決まる．また，局所麻酔薬中毒が生じやすいブロックであるため注意が必要であり，0.75％ロピバカインやレボブピバカインなどの高濃度局所麻酔薬は，控えたほうが無難である．

(2) オピオイド

【フェンタニル】

調節性に優れ持続静注での投与を行う．副作用として，呼吸抑制，鎮静，搔痒，便秘などがある．

【モルヒネ】

モルヒネは代謝産物が活性を有する．TAVRが施行される患者は腎機能が低下していることがあり，効果が遷延することがあるため，使用しにくい

(3) アセトアミノフェン（NSAIDs）

〔本項 "❷術後痛管理のストラテジー　A. TF-TAVRの場合" の項（本頁）を参照〕

❸ 鎮痛プロトコール

A. TF-TAVRの場合

創部浸潤麻酔を術中に行う．

❶ **薬液内容**：0.375％ロピバカインまたは0.25％レボブピバカインを10 ml程度．

❷ **追加鎮痛**：静注（1）：アセトアミノフェン，静注（2）：フルルビプロフェン．経口：アセトアミノフェン（500 mg）1錠，イブプロフェン（200 mg）1錠を頓用で．

B．TA-TAVRの場合

(1) 末梢神経ブロック

【胸部TPVB】

❶ **薬液内容**：0.2％ロピバカインあるいは0.25％レボブピバカインを基本とする．

❷ **投与設定**：初期量：カテーテル留置後に局所麻酔薬を10 ml投与．

❸ **投与管理**：ヘパリン化中は，カテーテルからの投与は行わない．凝固機能の正常化を確認後に投与を再開する．持続投与：4-6 ml/hr，ボーラス投与：2-3 ml，ロックアウト時間：30分．

【肋間神経ブロック】

0.2％ロピバカインあるいは0.25％レボブピバカインを基本とする．

❶ **投与設定**：局所麻酔薬を10 ml投与．

❷ **投与管理**：局所麻酔薬中毒に注意．

(2) オピオイド

【フェンタニル（iv-NCA）】

❶ **薬液内容**：フェンタニル0.5 mg（10 ml），ドロペリドール2.5 mg（1.0 ml），生理食塩液（39 ml），計50 ml．

❷ **投与設定**：持続投与：1-3 ml/hr，ボーラス投与：3 ml，ロックアウト時間：30分．ICU入室後から開始する．

(3) アセトアミノフェンとNSAIDs単剤投与

❶ **投与設定**：静注（1）：アセトアミノフェン600-1,000 mgを15分以上かけて投与，静注（2）：フルルビプロフェン25-50 mgをゆっくり投与．経口：アセトアミノフェン（500 mg）1錠，イブプロフェン（200 mg）1錠を頓用で．

自分がこの手術を受けるなら

TF-TAVRを受けるとしたら，外科医を信じて鼠径部にしっかり局所麻酔薬を投与してもらう．TA-TAVRを受けるとしたらTPVBを併用，術後もivフェンタニルをiv-NCAでお願いする．

参考文献

1) J Cardiothorac Vasc Anesth 2017; 31: 694-701.
2) JAMA Cardiol 2017; 2: 742-9.
3) Cochrane Database Syst Rev 2015; (9): CD008659.
4) Heart Vessels 2016; 31: 1484-90.
5) J Cardiothorac Vasc Anesth 2016; 31: 453-7.
6) Reg Anesth Pain Med 2010; 35: 64-101.

（柴田 晶カール）

Chapter 12

小児手術－1

- **Section 1** 多指症などを含む四肢手術
- **Section 2** 比較的低侵襲な体表などのその他の手術
- **Section 3** 心臓手術

Section 1 多指症などを含む四肢手術

1 はじめに

小児における四肢の手術は，多指（趾）症，合指（趾）症，内反足，垂直距骨などの先天奇形，骨折などの外傷，ペルテス病や大腿骨頭すべり症などに対する大腿骨頭や大腿骨近位の手術，脚長差に対する骨端軟骨抑制術（エイトプレート装着）や脚延長術（イリザロフ法など），さらに腫瘍に対する手術など，さまざまな手術が上肢，下肢に対して行われる．手術侵襲の程度は，皮膚や軟部組織にとどまる小さいものから，骨切りを伴う大きいものまである．本項では多指症と内反足手術を例に挙げて解説する．

2 術後痛管理のストラテジー

患児の全身状態は良好であることが多く，術後早期からの経口摂取開始，離床，さらに退院を目指す．このため，四肢の手術では区域麻酔とアセトアミノフェンまたは非ステロイド性抗炎症薬（nonsteroidal anti-inflammatory drugs：NSAIDs）を中心としたマルチモーダル鎮痛を行い，悪心・嘔吐など術後早期回復の妨げとなるような副作用の原因となるオピオイドを極力使用しないようにする[1]．

手の多指症では，正中神経，橈骨神経，尺骨神経が関与し，区域麻酔として腕神経叢ブロック，あるいは術者による指ブロックや局所浸潤麻酔を可能なかぎり行う．腕神経叢ブロックのどのアプローチが最適かというエビデンスは少ないが，小児はしびれ感に対して不快を訴えることがありブロックされる範囲を必要最小限にすることと，気胸や横隔神経麻痺などの合併症が少ないことから，腋窩アプローチがよく用いられている[1)2)]．侵襲は小さく，術後1日の痛みに配慮する程度でよいことが多いが，骨切りを伴う複雑な術式の場合，数日間の鎮痛が必要なこともある．

内反足手術では坐骨神経および大腿神経（伏在神経）が関与し，これらの末梢神経ブロック，あるいは仙骨硬膜外麻酔，腰部硬膜外麻酔などの中枢ブロックが用いられる[3)]．内反足には二分脊椎など中枢神経の奇形を合併することがあり，この場合，中枢ブロックは適用にならない．また，感覚障害を来していることがあり，その範囲も確認しておく．区域麻酔に比べて，オピオイドは静脈内投与であっても，硬膜外への添加であっても，副作用が増える[1)]．

広範囲の軟部組織の解離を伴う術式，骨切りを伴う術式などは侵襲が大きい．単回の区域麻酔の効果消失後に顕在化する痛みに対応するため，アセトアミノフェンの定期投与，NSAIDsのレスキュー投与を行い，それでも十分な鎮痛が得られない場合にはオピオイドの持続静注が必要となる．持続神経ブロックを行うことができれば，より痛みを軽減できる[1)]．

小児で区域麻酔を行う際は，体格が小さいことから局所麻酔薬の最大投与量に注意が必要である．生後6カ月以上であればロピバカインの最大投与量は単回投与で3 mg/kg，持続投与では0.4–0.5 mg/kg/hrであり，生後6カ月未満ではその半量に減量する．

3 鎮痛プロトコール

(1) 1歳，多指症（小さいもの，予定手術時間1時間） 図

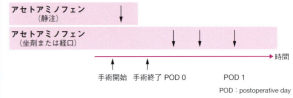

末梢神経ブロック	A　B

A：腕神経叢ブロックを行う場合
麻酔導入後，手術開始前に施行
腕神経叢ブロック　腋窩アプローチまたは鎖骨上アプローチ
0.2%ロピバカイン　0.3 ml/kg

B：術者による指ブロックの場合
執刀前，もしくは手術終了前に施行
0.2%ロピバカイン　1か所あたり0.5–1 ml
アドレナリンを含まない局所麻酔薬を使用する

アセトアミノフェン（静注）
アセトアミノフェン（坐剤または経口）

手術開始　手術終了 POD 0　　POD 1
POD：postoperative day

図　多指症（1歳）の鎮痛プロトコール

【区域麻酔】

❶ **腕神経叢ブロックを行う場合**：腕神経叢ブロック：腋窩アプローチ（超音波ガイド下，神経刺激併用）．0.2%ロピバカイン0.3 ml/kgを分割して各神経周囲に注入，あるいは腋窩動脈を囲むように注入．

❷ **術者による指ブロックの場合**：0.2%ロピバカイン1か所あたり0.5-1 ml．アドレナリンを含まない局所麻酔薬を使用する．

【アセトアミノフェン】

執刀前にアセトアミノフェン坐剤15 mg/kgを直腸投与，もしくは術中にアセトアミノフェン静注液7.5 mg/kg（2歳以上では15 mg/kg）を投与．術後はアセトアミノフェン坐剤15 mg/kgをレスキューとして使用．侵襲が大きいと思われる場合は術後1-2日間，坐剤または経口製剤を6時間ごとに定期投与する．

(2) 6歳，先天性内反足に対する後内方解離術＋前脛骨筋腱移行術

【区域麻酔】

❶ **末梢神経ブロックを行う場合**：坐骨神経ブロック（持続）：大腿にターニケットを使用することを考慮し，殿下部アプローチとする．側臥位，神経刺激併用で行う．カテーテルを留置したのち，0.2%ロピバカイン0.3-0.5 ml/kgを初回注入し，術後は0.2%ロピバカイン0.1-0.2 ml/kg/hr（＝0.2-0.4 mg/kg/hr）を持続投与する．大腿神経ブロック（単回）：0.2%ロピバカイン0.3 ml/kg．

❷ **末梢神経ブロックを行わない場合**：仙骨ブロック：0.2%ロピバカイン0.7-1 ml/kg，もしくは持続硬膜外麻酔L4/5から穿刺．術後は0.2%ロピバカイン0.1-0.2 ml/kg/hr（＝0.2-0.4 mg/kg/hr）を持続投与．

【アセトアミノフェン】

術中にアセトアミノフェン静注液15 mg/kgを投与．術後はアセトアミノフェン静注液15 mg/kgを6時間ごとに定期投与，経口投与が可能になれば経口製剤を投与．痛みに応じて2-4日間程度．

【NSAIDs】

レスキューとして処方．フルルビプロフェン1 mg/kg，1日3回まで．経口投与が可能になれば経口のNSAIDsを投与．

【オピオイドによる鎮痛】

区域麻酔を行わない場合や効果が不十分な場合は，経静脈的患者自己調節鎮痛法（intravenous-patient controlled analgesia：iv-PCA）を行う．フェンタニル0.5 μg/kg/hr，ボーラスは0.5 μg/kg，ロックアウト時間15分．

自分の子どもがこの手術を受けるなら

自分の1歳の娘が手の多指症の手術を受ける想定で考える．単純な基部の切除程度で可能な手術であれば，指ブロックもしくは局所浸潤麻酔をお願いする．痛みが増悪した際のレスキューとして，アセトアミノフェンの投与指示を出してもらえるよう依頼する．骨切りを伴う場合は，腕神経叢ブロックの適用について麻酔科医と協議する．担当麻酔科医が普段から小児患者の腕神経叢ブロックを行っているようであれば，腕神経叢ブロックを依頼する．腕神経叢ブロックにあまり慣れていないようであれば，術者に可能なかぎりの指ブロックや局所浸潤麻酔を行ってもらえるよう伝える．いずれの場合もアセトアミノフェンの定期的投与を依頼する．

参考文献

1) Paediatr Anaesth 2012; 22 (Suppl 1)：48-50.
2) Anesthesiology 2010; 112: 473-92.
3) Rev Bras Anestesiol 2009; 59: 684-93.

（香川 哲郎）

Section 2 比較的低侵襲な体表などのその他の手術

1 はじめに

　小児における手術の中で四肢手術や腹部手術では，仙骨硬膜外麻酔や末梢神経ブロックなどの区域麻酔がよく用いられている一方，頭頸部手術では区域麻酔はあまり一般的ではないかもしれない．しかし，英国のガイドライン[1]では，眼科や耳鼻科手術などにおいても区域麻酔の記載があり，これにオピオイド，アセトアミノフェン，非ステロイド性抗炎症薬（nonsteroidal anti-inflammatory drugs：NSAIDs）などを組み合わせたマルチモーダル鎮痛が推奨されている．本項では眼科手術，特に頻度の高い手術である斜視手術について述べる．

2 術後痛管理のストラテジー

　斜視手術は痛みが強く，術後悪心・嘔吐（postoperative nausea and vomiting：PONV）の頻度が高い．また，眼筋の牽引に伴って眼球心臓反射（oculocardiac reflex：OCR）を伴うなど，麻酔管理上問題の多い手術である．オピオイドとNSAIDsとを比較した場合，痛みスコアは同等，PONVはNSAIDsのほうが少ない，とする報告がある[1]．

　また，小児の斜視手術においても区域麻酔は有用である[1]．眼の感覚は三叉神経第一枝（眼神経）が支配し，その枝である毛様体神経（長・短毛様体神経）が眼球に分布する．眼科手術における区域麻酔は，球後麻酔，眼球周囲麻酔，テノン嚢下麻酔，表面麻酔などがある．それぞれの欠点や利点は成書[2]に譲るが，テノン嚢下麻酔は，強膜と結膜の間にあるテノン嚢の下（テノン嚢の内側と強膜の間）に局所麻酔薬を注入するブロックである．先が鈍で曲がった針を用いて，成人では3-5 mlを注入するが，小児ではより少ない量とする．鈍針なので合併症は少ないが，結膜下の出血や結膜浮腫を来すことがある．幼児における斜視手術の際のテノン嚢下麻酔について検証した報告[3]では，テノン嚢下麻酔を施行した群は施行しなかった群と比較して，術中・術後の痛みスコアが低く，鎮痛薬の必要量が減少し，またOCRやPONVも少なかった．

　以上より，全身麻酔下の眼科手術においても区域麻酔を併用し，加えてNSAIDsやアセトアミノフェン，オピオイドを用いたマルチモーダル鎮痛とする．オピオイドは投与量を減らすことができ，その結果，オピオイド由来の副作用も少なくなる．眼科手術における区域麻酔は，通常，眼科医によって行われる．麻酔科医はこの区域麻酔の利点や合併症を十分に理解したうえで眼科医に依頼するとよいだろう．

3 鎮痛プロトコール

【区域麻酔】

　テノン嚢下麻酔（眼科医により施行）1か所あたり1-2 ml程度．

【NSAIDs】

　フルルビプロフェン1 mg/kg静注，もしくはジクロフェナク坐剤0.5-1 mg/kg．

【アセトアミノフェン】

　術中にアセトアミノフェン静注液15 mg/kgを投与．術後は静脈路が確保されている間はアセトアミノフェン静注液15 mg/kg，静脈路がなければ経口製剤もしくは坐剤を投与．

【フェンタニル】

　フェンタニル静注：術中は必要に応じて1-2 μg/kg，術後回復室（postanesthesia care unit：PACU）では痛みを訴えたときのレスキューとして0.5-1 μg/kg．マルチモーダル鎮痛の一つとして投与するが，区域麻酔の効果が十分な場合，フェンタニルは使用しないか，もしくは最小量とする．区域麻酔の効果が不十分な場合，覚醒時に痛みを訴える可能性がある．患者をPACUに収容できるなら，その場で痛みを評価し，痛みがある場合はレスキューとして少量のフェンタニルを投与する．

自分の子どもがこの手術を受けるなら

自分の6歳の娘が斜視手術を受ける想定とする．執刀医である眼科医に，術中にテノン嚢下麻酔などの局所麻酔を行ってもらえるよう依頼する．成人の手術も行っている眼科医であれば，局所麻酔のみで手術を行っていることも多く，こうした局所麻酔の施行に協力が得られやすいだろう．ただし，眼科の局所麻酔には出血などの副作用もないわけではなく，眼科医が慣れていないようなら無理はしない．麻酔科医には，マルチモーダル鎮痛としてアセトアミノフェンとNSAIDsを併用してもらい，フェンタニルの使用量をできるだけ減量してもらえるようお願いする．麻酔法はPONVや覚醒時興奮の少ない方法として，プロポフォールとレミフェンタニルを用いた全静脈麻酔をお願いする．

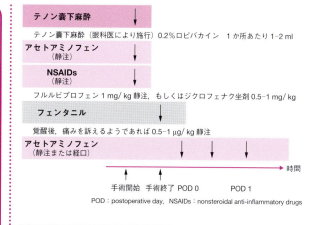

図 斜視手術（6歳）の鎮痛プロトコール

参考文献

1) Paediatr Anaesth 2012; 22 (Suppl 1): 37-8.
2) Smith's anesthesia for infants and children. 9th ed. Philadelphia: Elsevier; 2017. p.892-912.
3) Reg Anesth Pain Med 2005; 30: 478-83.

（香川 哲郎）

Section 3 心臓手術

1 術後痛管理のストラテジー

人工心肺を用いる心臓手術では，全身ヘパリン化に伴って区域麻酔の使用に制限がある．また，術後は一定期間，人工呼吸を継続し，それに伴って鎮静が必要となることが多い．このためモルヒネもしくはフェンタニルの持続静注によって鎮痛および鎮静を行うことが標準的である[1]．

小児の心臓手術での区域麻酔は有用な可能性がある．心臓手術の際にくも膜下腔や硬膜外腔に局所麻酔薬やオピオイドを投与すると，術後，十分な鎮痛が得られ，かつ硬膜外血腫などの重篤な合併症を生じなかったとする報告がある．しかし，症例数は限定されており，安全性について十分なエビデンスがあるとはいえないのが現状である[2]．

デクスメデトミジンは鎮静に加えて鎮痛作用を有し，小児心臓手術後のフェンタニルやモルヒネの消費量を減少させる，人工呼吸期間を短縮する，ストレス反応を減弱させるなどの利点がある[3]ため，術後管理での積極的な使用を考慮する．また，アセトアミノフェンや非ステロイド性抗炎症薬（nonsteroidal anti-inflammatory drugs：NSAIDs）はマルチモーダル鎮痛の一環として必要に応じて使用する[1]．

2 鎮痛プロトコール 図

(1) フェンタニル持続静注もしくは自己調節鎮痛〔患者自己調節鎮痛法（patient-controlled analgesia：PCA）/nurse-controlled analgesia（NCA）〕

術中は十分な量のフェンタニルを用いて全身麻酔を行う．フェンタニル持続静注：挿管中は0.5–2 μg/kg/hr，抜管後は0.5 μg/kg/hrを基本として適宜増減する．PCA/NCAの場合，バックグラウンド0.5 μg/kg/hr，ボーラス投与量0.5 μg/kg，ロックアウト時間15分とする．

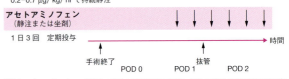

図　小児心臓手術の鎮痛プロトコール（軽症，POD 1に抜管）

(2) デクスメデトミジン

0.2–0.7 μg/kg/hrで持続静注．血行動態への影響を考慮してローディングは行わない．

(3) アセトアミノフェン

アセトアミノフェン静注液もしくは坐剤15 mg/kgを定期投与もしくは追加鎮痛薬として使用する．

自分の子どもがこの手術を受けるなら

自分の3歳の娘が心臓手術を受け，術後集中治療室（intensive care unit：ICU）に入室し，ICUで抜管する想定とする．小児心臓手術となると術後の厳密な呼吸管理と循環管理が必要なため，多くの医療従事者が関わることになる．したがって，鎮痛法については普段その施設で慣れた方法でやってもらうことを優先し，親としてあまりわがままはいわないかもしれない．それでも要望を伝えるとすると，創部の痛みについてはフェンタニルやモルヒネ，デクスメデトミジンによる鎮痛・鎮静，また，痛みの評価に応じたアセトアミノ

フェンやNSAIDsの追加投与などを依頼する．また，術前あるいはICUでの静脈路確保などの際には局所麻酔薬クリームの使用，ドレーンの抜去や体位変換の際には痛みが増強することを考慮したフェンタニルのフラッシュや局所浸潤麻酔の併用，処置の前の看護師によるプレパレーションなど，さまざまな面で鎮痛に配慮したケアを行ってもらえるように依頼する．

参考文献

1) Paediatr Anaesth 2012; 22 (Suppl 1): 53-4.
2) Anesth Analg 2000; 90: 1014-9.
3) Paediatr Anaesth 2016; 26: 239-48.

（香川 哲郎）

Chapter 13

小児手術−2

Section 1 鼠径ヘルニア

Section 2 消化管手術

Section 1 鼠径ヘルニア

1 はじめに

　鼠径ヘルニアは小児外科領域でもっとも多い疾患であり，鼠径部切開または腹腔鏡下でのヘルニア修復術が行われている．小児では全身麻酔下に行い，日帰り手術としている施設も多い．このため，退院を妨げるような合併症を生じさせない術後痛管理が必要であり，末梢神経ブロックとアセトアミノフェンを併用することが多い．

2 術後痛管理のストラテジー

(1) オピオイド

　オピオイドは強力な鎮痛作用を有するが，悪心・嘔吐を生じ，日帰り手術を妨げる可能性がある．したがって，オピオイドは使用しない，あるいは，その使用量を最小限にすることが望ましい．

(2) 区域麻酔

　鼠径部を走行する知覚神経は腸骨下腹神経（iliohypogastric nerve：IHN），腸骨鼠径神経（ilioinguinal nerve：IIN），陰部大腿神経陰部枝（genital branch of genitofemoral nerve：GFN）である．全身麻酔導入後，執刀前に区域麻酔を行うことで，術中のオピオイドの使用量を減少させることができる．薬剤は1回投与で十分である．

　鼠径部切開法では腸骨鼠径・腸骨下腹神経（II/IHN）ブロックや腹横筋膜面（transversus abdominis plane：TAP）ブロックを行う．腹腔鏡下ヘルニア修復術では腹直筋鞘（rectus sheath：RS）ブロックを行うこともある．中枢ブロックとして仙骨硬膜外麻酔は，体性痛と内臓痛の両方に有効であるが，尿閉や歩行障害を招き，日帰り手術の妨げとなることがある．

　超音波ガイド下に末梢神経ブロックを行うことは，成功率を向上させ，局所麻酔薬の使用量を減少させることができる．仙骨硬膜外麻酔も超音波ガイド下に行うと仙骨の奇形や囊胞を発見でき，硬膜外腔の拡張により薬液が正しく注入していることを確認できる．さらにアドレナリン添加局所麻酔薬の投与により血管内への薬液注入を防止できる[1]．

　局所麻酔薬としてロピバカイン（アナペイン®），レボブピバカイン（ポプスカイン®）を使用することが多い[2,3]．

(3) 術者による創部局所麻酔浸潤法

　術後痛管理に有用である．最近は腹腔鏡下ヘルニア修復術のポート挿入孔に，RSブロックではなく局所麻酔浸潤法を行うことも増えてきている．創部浸潤麻酔にII/IHNブロック（ランドマーク法）と同等の効果が認められたという報告もある．しかし通常は閉創時に行うため，術中の麻酔薬やオピオイドなどの投与量には影響を与えない．

(4) アセトアミノフェン，非ステロイド性抗炎症薬（nonsteroidal anti-inflammatory drugs：NSAIDs）

　体性痛と内臓痛の両方に鎮痛効果があるため，術中の内臓牽引などの痛みにも有効である．しかし，手術時間が短いため，全身麻酔導入直後に坐剤を投与した場合も，鎮痛作用が十分に発現する前に手術が終わってしまう．したがって，術後痛管理には有用であるが，術中の麻酔薬やオピオイドなどの投与量の減量には寄与しない可能性がある．術後痛管理としては，手術時の神経ブロックとアセトアミノフェンの投与で十分である．NSAIDsであるフルルビプロフェンアキセチル（ロピオン®）を使用することもある．

3 鎮痛プロトコール 図1

　ロピバカインまたはレボブピバカインを投与することが多く，これらの最大投与量を示す 表．

(1) II/IHNブロック，TAPブロック，RSブロック

　薬液：0.2％レボブピバカイン，または，0.25％レボブピバカイン．投与量：片側0.3 ml/kg．超音波ガイド下に行う．

区域麻酔を行う場合

執刀前
- II/IHN ブロック
- TAP ブロック
- or RS ブロック
 (0.2%ロピバカイン or 0.25%レボブピバカインを片側 0.3 ml/kg)
- or 仙骨麻酔
 〔0.05 mg（=0.05 ml）アドレナリン添加 0.2%ロピバカイン or 0.25%レボブピバカイン 10 ml を体重（kg）ml（最大 20 ml）〕

→ **執刀前**
アセトアミノフェン坐剤（20 mg/kg）or ジクロフェナクナトリウム坐剤（0.5-1 mg/kg）

→ **手術終了前**
アセトアミノフェン点滴静注（15 分かけて）
（2 歳未満：7.5 mg/kg，2 歳以上：10-15 mg/kg）

区域麻酔を行わない場合

執刀前
- アセトアミノフェン坐剤（20 mg/kg）
- or ジクロフェナクナトリウム坐剤（0.5-1 mg/kg）

閉創時
創部局所浸潤麻酔（0.0625-0.5%レボブピバカイン or ロピバカインを 2-3 mg/kg）

→ **閉創時**
創部局所浸潤麻酔（0.0625-0.5%レボブピバカイン or ロピバカインを 2-3 mg/kg）

→ **手術終了前**
アセトアミノフェン点滴静注（15 分かけて）
（2 歳未満：7.5 mg/kg，2 歳以上：10-15 mg/kg）

術後，疼痛を訴える場合は，アセトアミノフェン坐剤または経口（10-15 mg/kg/回，4-6 時間以上間隔）

図1 小児鼠径ヘルニア手術の鎮痛プロトコール

表 ロピバカインおよびレボブピバカイン最大投与量

	1 回投与（mg/kg）	持続投与（mg/kg/hr）
新生児	1.5-2	0.2-0.25
小児	2.5-3	0.4-0.5

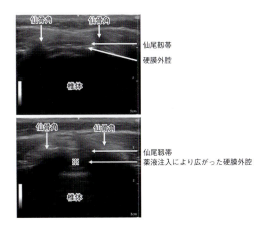

図2 仙骨超音波短軸像

(2) 仙骨硬膜外麻酔

薬液：0.05 mg（=0.05 ml）アドレナリン添加 0.2%ロピバカイン 10 ml，または，0.25%レボブピバカイン 10 ml．投与量：体重が 15 kg であれば 15 ml（最大 20 ml）．

当院では超音波ガイド下に行っている．仙骨裂孔を確認した後にプレスキャンを行い，穿刺部の解剖を確認する．針を刺入し，仙尾靱帯を貫いたと感じた後に短軸面で硬膜外腔を確認する**図2**．薬液を 1 ml 注入し 1 分間，心拍数が 10 回/分以上増加・低下しないこと，心電図で T 波の増高がないことを確認した後に短軸像を描出しながら残りの薬液を注入する**図2**[1)]．正しく投与されると硬膜外腔が広がる．心拍数や心電図に変化が起きた場合は，やり直す．モニターの音を出すように設定しておけば視覚的にも聴覚的にも心拍数の変化が分かりやすい．

(3) 術者による創部局所麻酔浸潤法

0.0625-0.5%レボブピバカインまたはロピバカインを 2-3 mg/kg 創部に投与する．

(4) アセトアミノフェン，NSAIDs

手術開始前に，年少児ではアセトアミノフェン坐剤（アンヒバ®，アルピニー®など）10-20 mg/kg を投与する．または，アセトアミノフェン注射液（アセリオ®）7.5 mg/kg（2 歳未満），10-15 mg/kg（2 歳以上）を 15 分かけて点滴静注する．フルルビプロフェンアキセチル（ロピオン®）を 1 mg/kg（最大量 50 mg）や年長児ではジクロフェナクナトリウム（ボルタレン®）0.5-1 mg/kg（最大量 50 mg）を使用する場合もある．ただし，ロピオン®の保険適用は術後のみで術中にはないことは，理解しておく必要がある．

当院の退院基準は，①脈拍や血圧，酸素飽和度が安定している，②術後悪心・嘔吐（PONV）がなく，水分摂取が可能，③発熱がない，④痛みがコントロールできている，⑤歩行できる年齢の児では歩行が可能の 5 つで，急変に対応できるよう病院への通院時間が 1 時間以内の圏内への帰宅を許可している．

自分の子どもがこの手術を受けるなら

吸入麻酔薬にて導入し，声門上器具で気道確保を行った後，II/IHN ブロックを行い，手術終了間際にアセトアミノフェンの点滴静注を行ってほしい．

参考文献

1) Can J Anaesth 1997; 44: 592-8.
2) Pediatr Anesth 2012; 22 (Suppl 1): 1-79.
3) Smith's anesthesia for infants and children. 9th ed. Philadelphia: Elsevier Inc; 2017. p.450, 462.

（深田 智子）

Section 2 消化管手術

1 はじめに

代表的な小児の消化管疾患として肥厚性幽門狭窄症，虫垂炎，ヒルシュスプルング病，腸重積症，胃食道逆流症，イレウスなどが挙げられる．最近は手術侵襲および術後痛の軽減，早期回復，入院期間の短縮などを目的として腹腔鏡下手術も多く行われている．腹腔鏡下手術は，開腹手術に比べ術後鎮痛薬の必要量を減量できることが多い．

術後痛管理として神経ブロックや創部局所浸潤麻酔法に加え，経静脈的患者自己調節鎮痛法（intravenous patient-controlled analgesia：iv-PCA）が有効である．また，硬膜外患者自己調節鎮痛法（patient-controlled epidural analgesia：PCEA）を行うこともある．さらにアセトアミノフェンや非ステロイド性抗炎症薬（nonsteroidal anti-inflammatory drugs：NSAIDs）の定時投与（around the clock：ATC）の併用も有効であり，マルチモーダル鎮痛が重要である．

2 術後痛管理のストラテジー

(1) iv-PCA

5-6歳以上の患者はPCAの有用性を理解でき，痛みを感じたときに自分でPCAボタンを押すことができる．一方，乳幼児や精神発達遅滞の患者など，PCAの意義を理解できない場合は，代理人によるPCA（PCA by proxy）として両親や看護師がPCAボタンを押すintravenous parent- and/or nurse-controlled analgesia（iv-PNCA）が行われる．

表1 呼吸抑制として対処が必要な呼吸数

年齢	呼吸数（回/分）
6カ月以下	20以下
6カ月-2歳	16以下
2-10歳	14以下
10歳以上	12以下
成人	10以下

[Esmail Z, et al. Efficacy and complications of morphine infusions in postoperative paediatric patients. Paediatr Anaesth 1999; 9: 321-7 より改変引用]

iv-PCAの副作用としてオピオイドによる呼吸抑制や過鎮静，悪心・嘔吐，掻痒感などが挙げられる．特にバックグラウンド投与を併用しているときには注意が必要である．表1にiv-PCA使用時，呼吸抑制として対処が必要な呼吸数を示す[1]．PCA使用中は意識レベルとともに経皮的動脈血酸素飽和度（SpO_2），呼吸数をモニターする．酸素投与が行われているときには呼吸抑制が生じてもSpO_2はすぐには低下しないので，呼気終末二酸化炭素濃度の変化や頸部の呼吸音による呼吸数を連続的に測定できるモニターなどの使用が望ましい．

(2) 区域麻酔

創部に合わせて，胸・腰部あるいは仙骨硬膜外麻酔，腹直筋鞘（rectal sheath：RS）ブロック，腹横筋膜面（transversus abdominis plane：TAP）ブロック，傍脊椎（paravertebral：PV）ブロックやPCEAなどを全身麻酔導入後に行う．硬膜外麻酔も年長児以外は全身麻酔導入後に行う．患者の状況によって，PCA by proxyが行われる．オピオイドを加えた場合は，呼吸抑制や過鎮静，悪心・嘔吐，掻痒感などに注意する．

(3) 術者による創部局所浸潤麻酔法

ポート創入部や創部に浸潤麻酔を行う．

(4) アセトアミノフェン，NSAIDs

レスキュー，あるいは，ATCとして投与する．区域麻酔や浸潤麻酔と併用することも多い．

3 鎮痛プロトコール 図1 図2

(1) iv-PCA

モルヒネまたはフェンタニルを使用することが多い．その組成・投与法を図1に示す[2]．体重により投与量を調整する必要があるので，機械式のPCAポンプを使用する．

(2) PCEA

組成・投与法を図2に示す．体重により投与量を調整する必要があるので，機械式のPCAポンプを使用する．

手術室内

閉創時
創部局所浸潤麻酔
(0.0625-0.5%レボブピバカイン
or ロピバカインを2-3 mg/kg)

手術終了前
アセトアミノフェン点滴静注
(15分かけて)
(2歳未満：7.5 mg/kg,
2歳以上：10-15 mg/kg)
or **フルルビプロフェンアキセチル静注** (1 mg/kg)

手術室外

iv-PCA*
or / and

iv-PCA	モルヒネ	フェンタニル
持続投与	10-20 μg/kg/hr	0.5-1 μg/kg/hr
ボーラス投与	10-20 μg/kg	0.5-1 μg/kg
ロックアウト時間	6-15分	6-15分

アセトアミノフェン定期静注*
(2歳未満：7.5 mg/kg, 2歳以上：10-15 mg/kg, 4-6時間以上の間隔)

*痛みが落ち着いてきたらアセトアミノフェン (10-15 mg/kg/回, 4-6時間以上の間隔) の経口投与に切り替える

図1 小児消化管手術の鎮痛プロトコール（区域麻酔を行わない場合）

手術室内

執刀前
RSブロック
TAPブロック
or PVブロック
(0.2%レボブピバカイン or 0.25%レボブピバカインを片側0.3 ml/kg)
or **仙骨麻酔**
〔0.05 mg (=0.05 ml) アドレナリン添加0.2%ロピバカイン or 0.25%レボブピバカイン10 mlを体重 (kg) ml (最大20 ml)〕
or 硬膜外麻酔

→ **手術終了前**
アセトアミノフェン点滴静注
(15分かけて)
(2歳未満：7.5 mg/kg,
2歳以上：10-15 mg/kg)
or **フルルビプロフェンアキセチル静注** (1 mg/kg)

手術室外

硬膜外麻酔の場合はPCEA*
or / and

PCEA	0.2%ロピバカイン96 ml+フェンタニル200 μg (=4 ml)
持続投与	0.1-0.3 ml/kg/hr
ボーラス投与	0.05-0.1 ml/kg
ロックアウト時間	20-30分

アセトアミノフェン定期静注* (2歳未満：7.5 mg/kg, 2歳以上：10-15 mg/kg, 4-6時間以上の間隔)

*痛みが落ち着いてきたらアセトアミノフェン (10-15 mg/kg/回, 4-6時間以上の間隔) の経口投与に切り替える

図2 小児消化管手術の鎮痛プロトコール（区域麻酔を行う場合）

(3) 区域麻酔

それぞれの術式と区域麻酔は次のとおり．
❶ **腹腔鏡下手術**：RSブロック，TAPブロックなど．
❷ **開腹手術**：虫垂炎：RSブロック，TAPブロック，PVブロックなど．ヒルシュスプルング病：仙骨硬膜外麻酔など．腸重積：仙骨硬膜外麻酔，RSブロック，TAPブロック，PVブロックなど．

(4) 仙骨硬膜外麻酔

薬液：0.05 mg (=0.05 ml) アドレナリン添加0.2%ロピバカイン10 ml，または，0.25%レボブピバカイン10 ml．投与量：体重が15 kgであれば15 ml (最大20 ml)．超音波ガイド下に行うことが望ましい．

(5) RSブロック，TAPブロック，PVブロック

薬液：0.2%レボブピバカイン，または，0.25%レボブピバカイン．投与量：片側0.3 ml/kg．超音波ガイド下に行う．

(6) 術者による創部局所浸潤麻酔

ポート創入部や創部に0.0625-0.5%レボブピバカインまたはロピバカイン2-3 mg/kgで浸潤麻酔を行う．

(7) アセトアミノフェン，NSAIDs

手術開始前に年少児ではアセトアミノフェン坐剤 (アンヒバ®, アルピニー®など) 10-20 mg/kgを投与する．あるいは，術中にアセトアミノフェン注射液 (アセリオ®) 7.5 mg/kg (2歳未満)，10-15 mg/kg (2歳以上) を15分かけて点滴静注する．さらに4-6時間以上の投与間隔で定期投与を行う．1日投与量の上限は2歳未満では30 mg/kg，2歳以上では60 mg/kg (成人量は超えない) である．PCA使用時は痛みが落ち着いてきたら，PCAからアセトアミノフェン (カロナール®) の経口投与10-15 mg/kg/回，4-6時間以上の間隔などに早期に切り替える．

NSAIDsとして，フルルビプロフェンアキセチル (ロピオン®) 1 mg/kg (最大量50 mg)，年長児ではジクロフェナクナトリウム (ボルタレン®) 0.5-1 mg/kg (最大量50 mg) を投与する．インドメタシン (インダシン®) の使用は，小児では原則禁忌となっているので注意が必要である．

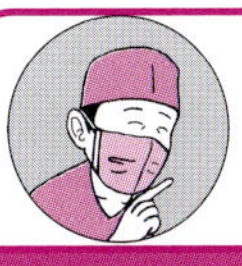

自分の子どもがこの手術を受けるなら

腹腔鏡下手術を受ける場合は，術後痛対策としてポート創入部に局所浸潤麻酔を十分に行い，アセトアミノフェンのATCを行ってほしい．開腹手術ならば，区域麻酔とアセトアミノフェンのATCを行ってほしい．

参考文献

1) Paediatr Anaesth 1999; 9: 321-7.
2) Smith's anesthesia for infants and children. 9th ed. Philadelphia: Elsevier; 2017. p.437.

（深田 智子）

Chapter 14

緩和医療中の患者の手術

Section 1 オピオイド投与中患者の術後鎮痛

Section 1 オピオイド投与中患者の術後鎮痛

1 はじめに

近年，トラマドール内服薬やブプレノルフィン経皮吸収型製剤が上市されたことにより，慢性痛に対してオピオイド鎮痛薬が処方される機会が増えている．また，がん治療成績の向上に伴い，がん性痛に対してオピオイド鎮痛薬を長期使用している患者も増えている．このため，オピオイド鎮痛薬を長期間処方されている患者が，手術を受けることも多くなった．このような患者は，オピオイド鎮痛薬に対する感受性に変容を来している可能性があり[1]，有効な術後痛管理を行うには，術前の1.3-1.5倍のオピオイド鎮痛薬が必要であったとする報告[2)3)]が散見される．さらに，オピオイド鎮痛薬の必要量は3-4倍に増大するとの報告[4)5)]もあり，オピオイド鎮痛薬の投与量調節には，個々の症例をきめ細かく観察し，随時投与量を検討する必要がある．また，術後にオピオイド鎮痛薬を減量・中止する必要が生じる場合もある．この場合は，退薬現象を発生させないよう，オピオイド鎮痛薬を減量・中止することが肝要である．このようにオピオイド鎮痛薬投与中患者の術後痛管理，特にオピオイド鎮痛薬の投与方法は，麻酔科医にとって悩ましい課題である．本項では，この問題について"わがままに"解説する．

2 オピオイド鎮痛薬ごとの基本的な対応方法

(1) オキシコドン・モルヒネ・ハイドロモルフォン・トラマドールの徐放製剤

いずれも12-24時間ごとに内服する製剤である．術後早期（12時間以内）に内服を再開できるなら，術前・術後も内服を継続するとよい．術後早期（12時間以内）に内服を再開できない場合は，表を参考に，あらかじめ注射剤に変更すべきである．

(2) トラマドールの速放性製剤

6時間ごとに内服する製剤である．あらかじめ注射剤に変更すべきである．

(3) ブプレノルフィン経皮吸収型製剤

ブプレノルフィンはμオピオイド受容体に高い親和性を持つ部分作動薬である．術中・術後に投与するオピオイド鎮痛薬の効果発現に影響を及ぼす可能性があるので，72時間前には中止し，他の完全作動型のオピオイド鎮痛薬に変更すべきである．

(4) フェンタニル経皮吸収型製剤

術中に電気メスを使用する場合，誤って貼付剤の上から対極板を貼付してしまった場合，通電により対極板下の皮膚温が上昇し，フェンタニルの経皮吸収量が増加してしまう可能性がある．また，ブランケットを用いる場合も，皮膚温の上昇によりフェンタニルの経皮吸収量が増加するので，フェンタニル貼付剤を用いている場合は，あらかじめ注射剤に変更しておくべきだろう．

(5) メサドン

継続内服している場合，半減期が非常に長いので，臨床的には内服を1回スキップしても，大きな問題にはならない．術後早期に内服を再開できるなら，術前・術後も内服を継続するとよい．一方，術後早期に内服を再開できない場合，わが国にはメサドンの注射剤がないので，他のオピオイド鎮痛薬の注射剤へ変更することになる．しかし，他のオピオイド鎮痛薬との交差耐性が不完全であるため，換算比が確立されていない．また，半減期に大きな個人差があるので，他のオピオイド鎮痛薬の注射剤への変更にも注意を要する．いまのところ，個々のケースで個別に検討するしかない．

3 オピオイド鎮痛薬を使用する原因となっている疾患に対して外科的処置を行う場合

手術により痛みの原因が除去されるので，術前から使用していたオピオイド鎮痛薬を減量・中止する必要がある．術前のオピオイド鎮痛薬投与量が経口モルヒネ換算20-30 mg/日未満の場合，退薬現象を生じる

表　オピオイド鎮痛薬換算表

薬剤	投与経路				
モルヒネ	経口		30 mg/日	60 mg/日	90 mg/日
	経直腸		20 mg/日	40 mg/日	60 mg/日
	静注・皮下注	7.5 mg/日	15 mg/日	30 mg/日	45 mg/日
オキシコドン	経口		10 mg/日	20 mg/日	40 mg/日	60 mg/日
	静注・皮下注	7.5 mg/日	15 mg/日	30 mg/日	45 mg/日
フェンタニル	経皮吸収製剤（フェントス®）		1 mg	2 mg	3 mg
	経皮吸収製剤（デュロテップ®）		2.1 mg	4.2 mg	6.3 mg
	静注・皮下注		0.3 mg/日	0.6 mg/日	0.9 mg/日
ハイドロモルフォン	経口		6 mg/日	12 mg/日	18 mg/日
	静注・皮下注		1.2 mg/日	2.4 mg/日	3.6 mg/日
タペンタドール	経口		100 mg/日	200 mg/日	
メサドン	経口		5 mg/日	5〜10 mg/日	10 mg/日
トラマドール	経口	75 mg/日	150 mg/日	300 mg/日	
	静注・皮下注	50 mg/日	100 mg/日	200 mg/日	300 mg/日
ブプレノルフィン	経皮吸収製剤（ノルスパンテープ®）	5 mg	5〜10 mg	10〜15 mg	15〜20 mg

ハイドロモルフォンについては，わが国での使用実績がいまだ少なく，上記換算比が，今後とも変更される可能性もある．メサドンは，ほかのオピオイド鎮痛薬との交差耐性が不完全であるため，特に高用量使用時の切り替えには注意を要する．

可能性が低いので，投与していたオピオイド鎮痛薬を中止し，前述の"**2**オピオイド鎮痛薬ごとの基本的な対応方法"を参考に術後痛管理を開始するとよい．一方，術前のオピオイド鎮痛薬投与量が経口モルヒネ換算20〜30 mg/日以上の場合は，退薬現象が生じる可能性があるので，術前投与されていたオピオイド鎮痛薬を50％程度に減量したうえで，術後鎮痛管理を上乗せするとよいだろう．ただ，前述のごとくオピオイド鎮痛薬の必要量が増大している可能性もあるので，術後鎮痛に用いるオピオイド鎮痛薬の投与量は，患者自己調節鎮痛法（patient-controlled analgesia：PCA）のボーラス投与回数や痛みの状況をより詳細に観察し，適宜増減する必要がある．

4 術後鎮痛に区域麻酔を用いる場合

区域麻酔によって術前からオピオイド鎮痛薬を投与させている原因となっている痛みが緩和される場合と，そうでない場合によって，対応は大きく変わる．

(1) 区域麻酔によって術前からの痛みが緩和されない場合

例えば，下肢に慢性痛を有する患者が腹部外科手術を受ける場合が想定される．この場合，術前から使用しているオピオイド鎮痛薬はそのまま継続するとよい．そのうえで，本項"**2**オピオイド鎮痛薬ごとの基本的な対応方法"を参考に，区域麻酔を用いて術後痛管理を行う．

(2) 区域麻酔によって術前からの痛みが緩和される場合

手術部位とオピオイド鎮痛薬を使用する理由となっている痛みの原因部位が近い場合は，その痛みが一時的に緩和されることがある．この場合，術後は一時的に，相対的なオピオイド鎮痛薬過量投与状態となる可能性がある．術後に呼吸抑制を認める場合もあるので，術前に使用していたオピオイド鎮痛薬を減量する必要がある．ただ，いきなりオピオイド鎮痛薬を中止すると退薬現象を惹起する可能性が高くなる．経験的には，術前に使用しているオピオイド鎮痛薬を50％程度に減量して投与を継続しつつ，区域麻酔による術後痛管理を行うとよい．そして経時的に呼吸数や痛みの訴えを観察し，術前に使用していたオピオイド鎮痛薬を増減する．また，術後鎮痛を終了するときには，再び術前に使用していたオピオイド鎮痛薬を増量する必要がある．経験的には，区域麻酔を終了した後オピオイド鎮痛薬の必要量が変化することもあるので，再びタイトレーションすることが肝要である．

5 術後鎮痛に経静脈的PCAを用いる場合

手術により痛みの原因が除去されない場合，術後鎮痛に必要なオピオイド鎮痛薬は，報告により大きな違い（1.3〜4倍）があるものの，増加することは間違いない．したがって，術前に使用していたオピオイド鎮痛薬を減量することなく継続使用し，これに術後鎮痛薬を加えていくこととなる．

術前に使用していたオピオイド鎮痛薬が経口モルヒネ換算20-30 mg/日以下の場合は，そのオピオイド鎮痛薬を継続投与しつつ，本項"❷オピオイド鎮痛薬ごとの基本的な対応方法"を参考に術後鎮痛用の経静脈的（intravenous）PCA（iv-PCA）を上乗せするとよい．持続投与を行わないモルヒネiv-PCAは安全に使用することができるので，よい選択肢と考えられる．一方，経口モルヒネ換算30 mg/日以上のオピオイド鎮痛薬を使用している場合は，そのオピオイド鎮痛薬をそのままの投与量で継続しつつ，PCAのボーラス投与量をモルヒネ・オキシコドン・ハイドロモルフォンの場合は2時間量，フェンタニルの場合は1時間量に設定し，ロックアウト時間を10分程度に設定するとよい．例えば経口モルヒネ100 mg/日を内服している患者ならば，モルヒネ50 mg/日を持続静脈内投与しつつ，PCAのボーラス投与量を4 mg/回に設定する．この量をボーラス投与すると，オピオイド鎮痛薬の効果部位濃度は約1.3-1.5倍に上昇するので，術後に増大するオピオイド鎮痛薬の必要量に，ほどよく対応することができる．ただ，オピオイド鎮痛薬の必要量は個々の症例で異なるため，鎮痛効果やボーラス投与回数を参考に，持続投与量をきめ細かく調節する必要がある．

参考文献

1) Pain 2012; 153: 1583-92.
2) Can J Anesth 2009; 56: 969-81.
3) 臨床麻酔 2016; 40: 1655-61.
4) Anesth Analg 1993; 76: 302-7.
5) 麻酔と蘇生 2013; 49: 57-60.

（髙橋　正裕）

索　引

和文

あ行

- 悪性腫瘍　78
- アセトアミノフェン　2, 4, 6, 9, 10, 16, 21, 23, 24, 25, 51, 71, 73, 75, 77, 83, 87, 89, 90, 91, 92, 110, 136, 137, 140, 143, 144, 154

い

- 胃管作製　45
- イブプロフェン　5, 6, 13
- 陰部大腿神経　88

お

- オピオイド　22, 92
- ──耐性　22

か行

- 開胸術後痛症候群　28, 32, 134
- 外側大腿皮神経　86, 88, 92, 96
- 開腹結腸切除術　58, 60
- 開腹手術　48
- 下顎孔伝達麻酔　12
- 肩腱板断裂手術　70
- ガバペンチン　90
- カルシウムチャネルα2δリガンド　90
- 眼窩下孔伝達麻酔　12
- 眼科手術　148
- 寛骨臼骨折　102
- 関節鏡手術　86
- 冠動脈大動脈吻合　139
- ガンマネイル法　92

き

- 胸筋温存乳房切除術　18
- 胸筋神経ブロック　18, 20
- 胸腔鏡補助下胸骨挙上術　38
- 胸骨正中切開　134
- 胸骨縦切開　35
- 胸腺腫　34
- 胸部TPVB　143, 144
- 胸部傍脊椎ブロック　18, 20, 28, 32, 34
- 胸部持続硬膜外麻酔　45, 48
- 局所浸潤麻酔　90, 136
- 局所麻酔薬中毒　130
- 局所麻酔薬の注入　52, 55

く

- クロニジン　90

け

- 経カテーテル大動脈弁植え込み手術　142
- 経カテーテル大動脈弁置換手術　142
- 頸肩部痛　29, 32
- 脛骨神経　82, 86, 94, 96
- 経静脈的患者自己調節鎮痛法　42, 48, 60, 70, 92, 156
- 経心尖部　142
- 形成外科手術　24
- 経大腿静脈　142
- 経皮的動脈血酸素飽和度　156
- 経腹腔的到達法　64
- 肩部痛（関連痛）　112
- ケタミン　23, 90, 105
- 血管内治療　136
- ケトプロフェン　84
- 幻肢　78
- ──痛　79

こ

- 抗うつ薬　79
- 抗凝固療法　60, 116
- 甲状腺手術　16
- 後大腿皮神経　88, 96
- 広背筋皮弁　25
- 硬膜外患者自己調節鎮痛法　43, 46, 49, 53, 125, 127, 156
- 硬膜外麻酔　111, 114, 139, 143
- 股関節唇切除・股関節唇縫合術　86
- 呼吸数　156
- 骨盤骨折　100
- 骨盤輪骨折　102
- コルチコステロイド　90

さ行

- 最小侵襲手術　82
- 坐骨神経　88, 94, 96
- ──ブロック　147

し

- シクロオキシゲナーゼ-2　71
- ──選択的阻害薬　73, 75, 77
- ──選択性　87
- 試験開腹術　66
- 持続胸部硬膜外麻酔　58
- 持続硬膜外麻酔　106, 136
- 持続静脈内投与　48
- 持続内転筋管ブロック　82, 87
- 持続腰神経叢ブロック　88, 89
- 斜視手術　148
- 重症筋無力症　34
- 舟状骨骨折　76
- 術後悪心・嘔吐　82, 114, 116
- 術後回復強化　42, 62
- ──プログラム　53, 114, 116, 136
- ──プロトコール　58
- 上肢切断・離断術　78
- 小児心臓手術　150

索引

小児の上腕骨顆上骨折……… 74
静脈内患者自己調節鎮痛法… 53
上腕骨遠位部骨折…………… 74
上腕骨骨幹部………………… 72
　　──骨折………………… 72
神経障害性痛………………… 29
人工骨頭置換術……………… 92
深腓骨神経…………………… 94
心房中隔欠損修復…………… 139

せ
精巣腫瘍……………………… 120
制吐薬………………………… 124
脊髄くも膜下硬膜外併用麻酔
　……………………………… 125
脊髄くも膜下麻酔…… 110, 120
脊髄穿刺……………………… 38
セレコキシブ… 3, 5, 6, 9, 10, 13
セロトニン・ノルアドレナリン
　再取り込み阻害薬………… 79
前鋸筋面ブロック………18, 20
仙骨硬膜外麻酔……………… 154
仙骨神経叢…………………… 88
　　──ブロック……88, 89, 90
前十字靱帯再建術…………… 86
全人工膝関節置換術………82, 90
全身麻酔……………………… 111
選択的脛骨神経ブロック…… 82,
　83, 87
浅腓骨神経………………86, 96
　　──支配……………… 94
全腹膜前腔アプローチ法…… 64

そ
創外固定術…………………… 100
総腓骨神経………………96, 96
創部浸潤麻酔………… 137, 142
創部痛………………………… 112
僧帽弁形成…………………… 139
側彎症手術…………………… 105

た行
大腿骨頸部骨折……………… 92
大腿骨転子部骨折…………… 92

大腿三角ブロック…………… 82
大腿神経…… 82, 88, 92, 94, 96
　　──ブロック……… 82, 147
代理人によるPCA ………… 38
ダヴィンチ（da Vinci®）…… 118
多指症………………………… 146

ち
腟式子宮全摘術……………… 129
超音波ガイド下腕神経叢ブロッ
　ク…………………………… 31
　　──腋窩アプローチ…… 77
　　──鎖骨上アプローチ…70, 73
腸骨筋膜下ブロック………87, 92
腸骨鼠径・腸骨下腹神経ブロッ
　ク…………………………… 154

つ
椎弓形成術…………………… 107
椎弓切除術…………………… 107
椎体固定術…………………… 104

て
帝王切開術…………………… 124
定時投与……………………… 156
低侵襲心臓外科手術………… 139
デキサメタゾン…………… 4, 84
デクスメデトミジン…… 8, 9, 45,
　49, 90, 106, 150
テノン囊下麻酔……………… 148

と
橈骨遠位端骨折……………… 76
橈骨神経麻痺………………… 72
頭皮神経ブロック…………… 2
トラマドール塩酸塩/アセトアミ
　ノフェン配合剤…………… 12
トラムセット®配合錠 ……… 13
トリガーポイント注射……… 31
ドロペリドール…… 6, 8, 10, 58

な行
内固定術……………………… 102
内反足………………………… 146

に
乳腺部分切除術……………… 21

ね
熱傷…………………………… 22

は行
敗血症………………………… 66
背部痛………………………… 134

ひ
非オピオイド鎮痛薬………… 120
膝関節局所浸潤麻酔………… 84
非ステロイド性抗炎症薬… 2, 4,
　10, 16, 24, 51, 84, 87, 110
非選択的およびシクロオキシゲ
　ナーゼ（COX)-2選択的非ス
　テロイド性抗炎症薬……… 90
腓腹神経……………………… 96
腓腹皮神経…………………… 96

ふ
不安定骨盤骨折……………… 100
フェンタニル…… 4, 8, 23, 134,
　135, 137, 140, 143, 144
フォルクマン拘縮…………74, 75
腹横筋膜面ブロック…… 51, 101,
　130, 137, 154
腹臥位胸腔鏡下……………… 45
腹腔鏡下結腸切除術………… 62
腹腔鏡下手術……………43, 48
腹腔鏡下膵頭十二指腸切除術… 53
腹腔鏡下鼠径ヘルニア修復術… 64
伏在神経……………………… 96
　　──ブロック…………… 94
腹直筋皮弁…………………… 25
腹直筋鞘……………………… 154
　　──ブロック…… 55, 130, 137
腹部痛（内臓痛）…………… 112
ブプレノルフィン………… 3, 7, 11
フルビプロフェン… 5, 9, 10, 13
プレガバリン…………… 90, 105

へ
閉鎖神経…………… 82, 88, 96
閉塞性動脈硬化症…………… 96
ベタメタゾン………………… 10
ベンゾジアゼピン…………… 23

ペンタゾシン……………… 3, 7, 11

ほ

膀胱テネスムス（膀胱しぶり）
　……………………………… 110
傍脊椎ブロック… 137, 139, 143

ま行

末梢神経ブロック…… 137, 139,
　143, 144
マルチモーダル鎮痛……90, 104,
　112, 114, 116, 118

も

モルヒネ…9, 23, 135, 137, 140,
　143

や行

よ

腰神経叢………………………… 88
　――ブロック………………… 90

ら行

り

両側開胸………………………… 34

れ

レボブピバカイン……………… 82
レミフェンタニル…………… 135

ろ

漏斗胸…………………………… 37
ロキソプロフェン…… 3, 5, 6, 13
肋間神経ブロック …139, 140, 143
ロピバカイン…………………… 82
ロボット支援手術……………… 62

わ行

腕神経叢ブロック……… 70, 146

英　文

A

α₂アドレナリン受容体作動薬…90
around the clock…………… 156
ATC …………………………… 156

B

Barton骨折 …………………… 76

C

CHS法 ………………………… 92
Colles骨折……………………… 76
combined spinal-epidural
　anesthesia………………… 125
compression hip screw法… 92
COX-2 ………………………… 71
　――選択性…………………… 87
　――選択的阻害薬… 73, 75, 77
CSEA ………………………… 125
cyclooxygenase-2選択性 … 87

E

endovascular aneurysm repair
　…………………………… 136
enhanced recovery after sur-
　geryプログラム …… 42, 53,
　58, 62, 114, 116, 136

ERASプログラム … 42, 53, 58,
　62, 114, 116, 136
EVAR ………………………… 136

F

fast-track ………… 135, 139
　――プロトコール………… 134

H

HALS ………………………… 45
hand-assisted laparoscopic
　surgery …………………… 45

I

ICU滞在時間短縮…………… 134
II/IHNブロック …………… 154
intravenous nurse-controlled
　analgesia ………… 134, 137
intravenous parent- and/or
　nurse-controlled analgesia
　…………………………… 156
intravenous patient-controlled
　analgesia ……42, 48, 53, 60,
　70, 92, 156
iv-NCA … 134, 135, 137, 144,
　147

iv-PCA …… 42, 48, 53, 60, 70,
　92, 156
iv-PNCA …………………… 156

L

LIA ………………… 84, 90, 136
local infiltration analgesia… 84
local infiltration anesthesia
　……………………… 90, 136

M

MG …………………………… 34
MICS ………………………… 139
minimally invasive cardiac
　surgery …………………… 139
minimally invasive surgery…82
MIS …………………………… 82
myasthenia gravis ………… 34

N

N-メチル-D-アスパラギン酸受
　容体拮抗薬………………… 90
NCA …………………………… 38
NMDA受容体拮抗薬 ……… 90
nonsteroidal anti-inflammatory
　drugs … 2, 4, 10, 16, 24, 51,
　84, 87, 90, 110

NSAIDs … 2, 4, 10, 16, 21, 23, 24, 25, 51, 71, 73, 75, 77, 84, 87, 90, 110, 136, 137, 140, 143, 144, 154
nurse-controlled analgesia … 38
Nuss法 … 38

O
open-repair … 136

P
PAPCA … 38
parent-assisted PCA … 38
patient-controlled epidural analgesia … 43, 46, 49, 53, 125, 127, 156
PCA by proxy … 38
PCEA … 43, 46, 49, 53, 125, 127, 156
PECSブロック … 18, 20
pectoral nervesブロック … 18, 20
PONV … 82, 114, 116
postoperative nausea and vomiting … 82, 114, 116
postthoracotomy pain syndrome … 28, 32, 134
PTPS … 28, 32, 134

R
rectus sheath … 154
—— block … 55, 130, 137
rectus sheath block … 137
RS … 154
RSB … 55, 130, 137

S
serratus plane block … 18, 20
Smith骨折 … 76
SNRI … 79
SPB … 18, 20
Sp_{O_2} … 156

T
TA … 142
—— -TAVR … 142, 143
—— -TAVRの場合 … 144
TAPB … 51, 101, 130, 137, 154
TAPP … 64
TAVI … 142
TAVR … 142
TEP … 64
TF … 142
TF-TAVR … 142, 143
thoracic paravertebral block … 18, 20, 28, 32, 34, 137, 139
thoracolumber interfascial plane block … 108
TKA … 82, 90
total extraperitoneal repair … 64
total knee arthroplasty … 82, 90
TPVB … 18, 20, 28, 29, 32, 33, 34, 36, 137, 139, 140
transabdominal preperitoneal repair … 64
transapical … 142
transcatheter aortic valve implantation … 142
transcatheter aortic valve replacement … 142
transfemoral … 142
transversus abdominis plane block … 51, 101, 130, 137, 154
TUR症候群 … 110

V
VATS … 28, 32, 45
video-assisted thoracic surgery … 28, 32, 45

～エビデンスと麻酔科医の本音に基づいた～
術式対応"わがまま"術後鎮痛マニュアル　　＜検印省略＞

2018年5月5日　第1版第1刷発行

定価（本体5,300円＋税）

監修者　山　蔭　道　明
編集者　新　山　幸　俊
発行者　今　井　　　良
発行所　克誠堂出版株式会社
〒113-0033　東京都文京区本郷 3-23-5-202
電話（03）3811-0995　振替 00180-0-196804
URL　http://www.kokuseido.co.jp
印　刷　株式会社双文社印刷

ISBN978-4-7719-0504-7　C3047　¥5300E
Printed in Japan ©Michiaki YAMAKAGE, Yukitoshi NIIYAMA, 2018

- 本書の複製権・翻訳権・上映権・譲渡権・公衆送信権（送信可能化権を含む）は克誠堂出版株式会社が保有します。
- 本書を無断で複製する行為（複写，スキャン，デジタルデータ化など）は，「私的使用のための複製」など著作権法上の限られた例外を除き禁じられています。大学，病院，診療所，企業などにおいて，業務上使用する目的（診療，研究活動を含む）で上記の行為を行うことは，その使用範囲が内部的であっても，私的使用には該当せず，違法です。また私的使用に該当する場合であっても，代行業者等の第三者に依頼して上記の行為を行うことは違法となります。
- JCOPY ＜(社)出版者著作権管理機構　委託出版物＞
本書の無断複写は著作権法上での例外を除き禁じられています。複写される場合は，そのつど事前に(社)出版者著作権管理機構（電話 03-3513-6969，Fax 03-3513-6979，e-mail：info@jcopy.or.jp）の許諾を得てください。